Cristales de sanación para mujeres

Nina Llinares

Cristales de sanación para mujeres

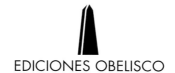

EDICIONES OBELISCO

Si este libro le ha interesado y desea que lo mantengamos informado
de nuestras publicaciones, escríbanos indicándonos qué temas son de su interés
(Astrología, Autoayuda, Ciencias Ocultas, Artes Marciales, Naturismo,
Espiritualidad, Tradición...), y gustosamente lo complaceremos.

Puede consultar nuestro catálogo en http://www.edicionesobelisco.com

Colección Salud y Vida Natural
CRISTALES DE SANACIÓN PARA MUJERES
Nina Llinares

1.ª edición: enero de 2009

Maquetación: *Marta Rovira*
Corrección: *Mª Ángeles Olivera*
Diseño de cubierta: *Mònica Gil Rosón*

© 2008, Nina Llinares
(Reservados todos los derechos)
© 2008, Ediciones Obelisco, S.L.
(Reservados los derechos para la presente edición)

Pere IV, 78 (Edif. Pedro IV) 3.ª planta 5.ª puerta
Tel. 93 309 85 25 – Fax 93 309 85 23
08005 Barcelona – España

Paracas, 59 - C1275AFA Buenos Aires (Argentina)
Tel.: (541-14) 3050633 Fax: (541-14) 3047820
E–mail: info@edicionesobelisco.com

ISBN: 978-84-9777-505-2

A Bibiana Ronchi

Agradecimientos

A mis alumnas (y alumnos) de los cursos de cristales y a las de los cursos de mujeres por su gratitud y maravilla.

A mis queridos organizadores por tantos años de amor incondicional:

> Manuel Laviña, Librería Albareda, Zaragoza
> Roberto y Miriam Centro Armonía, Barcelona
> Lourdes Librería Astral, Valencia
> Montse Centro Aurea's, Barcelona
> Clavel Centro Renacer, Gijón
> Sonia Mon-Natura, Alicante

A Juli Peradejordi, por su confianza.

A mi hijo Juan Edén, por su corazón cristalino.

A todo el equipo de Minerales Kucera, Barcelona, por su apoyo, paciencia y asesoramiento: gracias Enrique, Griselda, Isidro y Ana.

A mis amigas, mis mejores y valiosas gemas, por hacerme brillar reflejándome en ellas: gracias Bibi, Andy, Adriana, Grace, Fernanda, Pilar, Marta, Susana, Nieves, Alicia y a todas las que sabéis que estáis en mi corazón.

Introducción

En este libro-guía, encontrarás los minerales más emblemáticos que más se adecuan a la energía femenina.

Evidentemente, sus atributos, usos y aplicaciones no se limitan exclusivamente a las mujeres; sin embargo, para las tradiciones celta, chamánica, holística, e incluso para la mujer de hoy en día que está a favor de las terapias vibracionales, hay un hilo conductor coincidente en cuanto a las tendencias a la hora de elegir un cristal o un tratamiento cristaloterapéutico efectivo.

Los minerales que se presentan aportan cualidades especiales y específicas para la naturaleza femenina.

Seguramente habrá muchos más, pero los incluidos aquí tienen especial importancia tanto a nivel terapéutico como personal, y son los que, por ende, mejor conozco como terapeuta holística, profesora de enseñanza privada de cristaloterapia desde hace más de 20 años y con los que más he aprendido tanto de ellos mismos como con ellos a través de mis pacientes, alumnos y preferencias personales.

Comprobarás, querida lectora (y lector) que algunos de ellos son muy nuevos, pero no por ello menos valiosos o testados en cuanto a su poder sanador, revelador y mágicamente eficaz.

Si además de los minerales de los que aquí te hablo, tus preferencias incluyen otros, te invito a que consultes mi libro *Cristales de Sanación* de la editorial Edaf, ya que allí encontrarás los más representativos, tradicionales y novedosos en la práctica de cristaloterapia de la A a la Z.

Desde hace años, los cristales de sanación forman parte de todas mis actividades profesionales: además de los cursos de cristaloterapia y de las sesiones en mi consulta de atención a pacientes, también imparto cursos de canto sagrado para mujeres y de arquetipos de diosas y la tónica general, grupo tras grupo de mujeres, es la elección de los minerales que aquí te presento.

Todo lo que describo en cada uno de estos minerales es cierto, real y verdadero, pero lo más importante es que no lo debes creer porque yo te lo diga, ni siquiera porque sea verdad para tantas mujeres que han experimentado con ellos de la misma manera, sino que lo experimentes por ti misma y de ese modo lo conviertas en tu propia verdad basada en tu experiencia.

Este libro es, por tanto, una invitación a que compruebes en tu persona y por ti misma, la maravilla que tienen que ofrecerte los cristales de sanación para mujeres.

Presentación del contenido de este libro

En cada mineral de sanación para mujeres, encontrarás los siguientes apartados:

- ✓ **Para el cuerpo**: autotratamiento; imposición de cristales.
- ✓ **Para la mente**: sus beneficios energéticos para la mente y los pensamientos.
- ✓ **Para el alma**: su importancia a nivel energético-espiritual. Correspondencias de flores, aromas y sus cuidados.

Naturaleza trina de la mujer

Nuestra naturaleza de mujer es trina y los minerales especiales de sanación para mujeres se caracterizan precisamente por su triple aportación vibracional, es decir, a nuestro cuerpo, mente y alma.

En cada una de nosotras vive eternamente una niña, una adulta y una mujer de sabiduría. O, si lo prefieres, cada mujer es, en sí misma, la inocencia, la sensualidad y la experiencia. Y si quieres definirlo de una tercera manera: cada mujer es para siempre capaz de amar, capaz de resurgir de sus propias cenizas y de saber curar a todos y a todo lo que ama.

Las mujeres, como los cristales de sanación, somos el puente que une el cielo con la tierra, capaces de ser arco iris de luz que vincula con su magia y color la fuerza y la alegría antes, durante y después de cualquier adversidad; somos aves fénix por naturaleza, como la vida, la luz, el agua, la Providencia, la magia, la eternidad y la tierra, nuestra bendita madre.

Los cristales de sanación nos ayudan a alumbrar lo mejor que cada una de nosotras lleva en su interior para seguir dándole por siempre luz a nuestra realidad cotidiana.

Cómo sacar el máximo partido a la información de este libro

Quizás éste sea tu primer libro de minerales. También podría darse el caso de que ya poseas varios libros especializados sobre sus propiedades y que ya hayas sentido con cuál o cuáles «vibras mejor». Sin embargo, habrás descubierto ya (o estarás a punto de descubrir) que, además de tus preferencias personales, la naturaleza pone a tu disposición infinidad de cristales de sanación según sea tu momento actual o incluso tu necesidad de experimentar por el sencillo placer de sentir la energía de un mineral u otro.

Bien, es así. Pero si lo que deseas es integrar en ti las cualidades vibracionales, sanadoras, estabilizadoras, reveladoras y mágicas de los minerales especializados en la energía femenina, mi sugerencia es que, por un tiempo, que puede ser una temporada corta o larga, según sea tu decisión, estés en contacto con dicho mineral de una manera holística:

✓ Llévalo puesto (preferentemente en un colgante a la altura del corazón). Compra una pequeña pieza pulida del mismo mineral y, después de limpiarlo (consulta en cada mineral las sugerencias para la limpieza y recarga energética), introdúcelo dentro de una botella o jarra con agua mineral y ve bebiendo el agua impregnada con la vibración de dicho mineral a lo largo del día. Esto hará que tus células, tu cuerpo, vaya recibiendo la vibración del mineral elegido.

✓ Adquiere una pieza más grande del mismo mineral y tenla cerca de la mesita de noche o bien colócala debajo de tu almohada; esto hará que cuando duermas, tu campo bioenergético (aura) siga conectado a la vibración del mineral.

✓ Si tienes por costumbre meditar, relajarte, tumbarte unos minutos a lo largo del día para escuchar música o leer tranquilamente, sitúa una pequeña pieza del mineral sobre tu entrecejo o en la zona del ombligo.

Esta combinación de conexión con el mineral que elijas, te servirá para realizar un sencillo y poderoso ritual iniciático: te iniciarás en la frecuencia de dicho mineral e integrarás las cualidades que posee con mayor eficacia. Recuerda que todos los minerales de sanación para mujeres son transformadores, pero para que se produzca la transformación o el estado de mejoría pretendido, ha de darse una interacción con el mismo.

El reino mineral es, en sí mismo, un mundo apasionante, cristalino, que nos ayuda a sacar lo mejor de nosotras mismas clarificando nuestra mente, expandiendo nuestra consciencia y afianzando nuestras cualidades y dones personales.

Los cristales de sanación son las joyas que nos regala nuestra madre tierra para que mejoremos y no sólo para que nos adornemos.

Y recuerda también que el cristal más valioso de la vida eres tú; es la joya única de tu corazón humano, de tu latido de mujer.

Resumiendo:

1. Elige un cristal de sanación después de leer sus cualidades.
2. Adquiérelo en forma de colgante, en canto rodado, en pieza mediana o grande y en varias piezas pequeñas para poder colocarlas sobre tu cuerpo en estado de relax.
3. Llévalo puesto (como colgante o anillo).
4. Introdúcelo en el agua que bebes a lo largo del día (como canto rodado).
5. Sitúalo debajo de la almohada cuando vayas a dormir.
6. Y lo más importante de todo: regálate un bonito cuaderno y conviértelo en tu diario de los cristales de sanación.
7. Cada día, ve anotando tus experiencias, tus pensamientos, tus conclusiones, los cambios que vas experimentando en ti misma. Después de unas semanas o meses, cuando releas tus anotaciones, descubrirás todo lo que has avanzado, todo lo que has conseguido gracias a ti misma y a la ayuda cristalina de tus aliados, los cristales de sanación para mujeres. Regálate este tiempo.

Tiempo Kairos: el tiempo de las mujeres

Si supiera leer en una bola de cristal, en estos momentos podría ver la carita de más de una lectora pensando: ¡¡pero si apenas tengo tiempo!!

Sí, es cierto. Vivimos en la *era de la prisa*. Pero tengo algo que contarte con el permiso que me da el hecho de que este libro lo he escrito para ti.

No es como mis otros libros sobre cristales de sanación o las maestrías del cuarzo: este libro es para nosotras las mujeres, por eso, querida amiga cristalina, permíteme que te hable del tiempo de las mujeres.

Existe un tiempo masculino (aunque no es un tiempo exclusivo para hombres, eso lo sabemos todas): el tiempo Kronos. Es el tiempo racional y efectivo, productivo y ganancial. Es el tiempo del asalariado. Es el tiempo que dedicas a trabajar con remuneración o no (los trabajos de la casa están muy mal pagados y, sin embargo, a todas nos gusta el orden en casa; no hace falta que me extienda... ya sabes muy bien de lo que hablo). Es el tiempo que dice «tiempo es dinero». Es el tiempo que te devora sinsentido cuando te tumbas a «relajarte» delante de la tele, ese tiempo que se pierde porque lo único que hace es anestesiarnos, aunque nos autoengañemos diciéndonos que es un tiempo de evasión. Es ese tiempo que nos hace pasar los días y las semanas y los meses y los años en un *plis plas*. Es el tiempo que nos conduce a cargarnos a la espalda todo lo que nos pesa y no podemos resolver por falta de tiempo para sanar, liberar y despedir lo que nos duele o nos ha hecho daño. Es el tiempo que nos conduce al médico, a la farmacia, al quirófano, al diagnóstico de fibromialgia, depresión o a un tumor. Éste no es el tiempo de las mujeres: es el tiempo impuesto por la norma que nos rige. Pero las mujeres no somos *normales*: somos creadoras, alumbradoras, matronas, parteras de nuestra propia realidad, diosas, hadas, sacerdotisas, curanderas... aunque a la mayoría a veces se nos olvida.

Por nuestra propia naturaleza, nuestro tiempo es diferente, nuestro tiempo es Kairos. El tiempo Kairos es el tiempo de la creatividad, el tiempo que todo artista (hombre o mujer) aplica sin mirar el reloj, sin importarle qué hora es, el tiempo libre que nos hace libres porque podemos aplicarlo a lo que realmente nos satisface y nos hace felices. Es también el tiempo de los niños. Curiosamente, ni los artistas cuando crean ni los niños cuando juegan llevan reloj. El tiempo Kairos es el que te regalas y te creas a ti misma mientras realizas actividades creativas por el puro placer y gozo de realizarlas.

El tiempo Kairos es también el tiempo de los cristales de sanación: nadie sabe el tiempo que tarda en crecer un cuarzo. Todos saben que los minerales ni envejecen, ni se pudren, ni se mueren. Son los únicos seres vivos de este planeta que, a diferencia de las plantas, los animales y los humanos, no les afecta la ley del tiempo. Ellos son luz y color eterno (a menos que se caigan y se hagan añicos). Quizá sea por ese motivo por lo que se sabe que, al estar en contacto con minerales, el tiempo se detiene, la persona se mantiene sana y joven tanto por dentro como por fuera. Los cristales han crecido más allá del tiempo y seguirán aquí más allá de él.

¿Has comprado ya tu lindo cuaderno? Escribe en la primera página: Éste es mi diario cristalino: hoy empieza mi tiempo Kairos y aquí escribiré lo que los seres fuera del tiempo tengan que enseñarme: mis cristales de sanación preferidos son:......................

Y sin más preámbulos.

Empezamos.

Ágata ojo

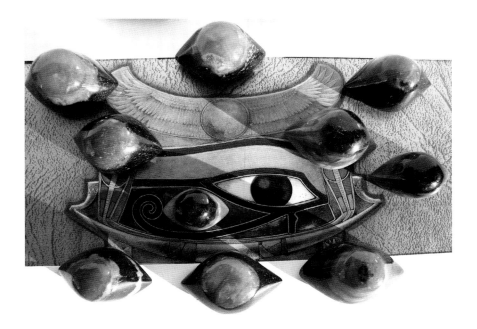

Se dice que las sacerdotisas del templo de la muerte en el antiguo Egipto utilizaban las ágatas talladas en forma de ojo para decorar los sarcófagos que albergaban a los grandes iniciados. Lo cierto es que las mujeres-medicina de muchas culturas utilizan las piedras con forma de ojo para sus trances de visión, ya sea como ayuda a sus pacientes o para sí mismas en la búsqueda de visión y viajes por mundos paralelos a la dimensión física. Hoy en día, la ágata ojo se considera como un poderoso protector de energías negativas y también amplificador del llamado Tercer Ojo.

Para el cuerpo

Físicamente se sitúa sobre la zona del chakra del entrecejo, en posición de relax, lo que permite que su vibración sintonice con las glándulas pineal y pituitaria, lo cual amplificará tu mente perceptiva.

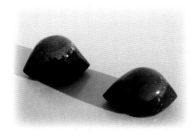

Si además eres sanadora de imposición de manos, te irá muy bien adquirir dos ágata ojo de tamaño similar para colocarlas de vez en cuando en el centro de la palma de tus manos durante unos minutos en posición de relax: este autotratamiento tan sencillo te resultará muy eficaz para fortalecer y potenciar tu capacidad de trasmitir energía de sanación, además de estimular tu intuición cuando estés trabajando con tus pacientes, pues notarás que tus manos se vuelven cada vez más sensibles e intuitivas.

Para la mente

La vibración de la ágata ojo te será de gran ayuda si te cuesta visualizar, si quieres incrementar tu percepción, si deseas agudizar tu intuición, si buscas el equilibrio entre las facultades del hemisferio izquierdo del cerebro (razón, lógica, memoria, inteligencia, etc.) y las cualidades del hemisferio derecho (intuición, percepción, etc.).

Procedimiento: durante una larga temporada, coloca un ágata ojo sobre la zona de tu frente en posición tumbada y con los ojos cerrados. Siente cómo la glándula pineal (cuya forma es muy parecida a la de la ágata ojo) se expande: puede que si estás muy relajada puedas percibir luz blanca, que será un síntoma de la activación de la glándula pineal y, por añadidura, de tu capacidad para visualizar y canalizar, además de adquirir un gran sentido de la proporción en cuanto a las realidades espirituales, lo que incrementa tu naturaleza perceptiva y la certeza de que estás sintiendo, no imaginando: tus dudas al respecto se irán disipando.

Para el alma

La capacidad de visión del alma es la extraordinaria percepción que nos define a las mujeres. Es el llamado sentido intuitivo que te hace comprender los sentimientos y emociones de las personas y de determinadas situaciones para obrar en consecuencia y aplicar la intuición con certeza.

Si por cualquier motivo sientes que necesitas desarrollarla o fortalecerla por estar demasiado centrada en la realidad material y te gustaría aproximarte más a tu lado mágico-intuitivo, confía en la vibración de la ágata ojo e inclúyela en tus meditaciones o simplemente colócala sobre tu frente durante unos minutos cuando vayas a dormir.

Para mantener la fuerza energética de tus ágatas ojo, además de limpiarlas con agua y sal (es un cuarzo y, por tanto, su dureza permite este método de limpieza), cúbrelas de vez en cuando con hojas secas de salvia, tal y como muestra la fotografía.

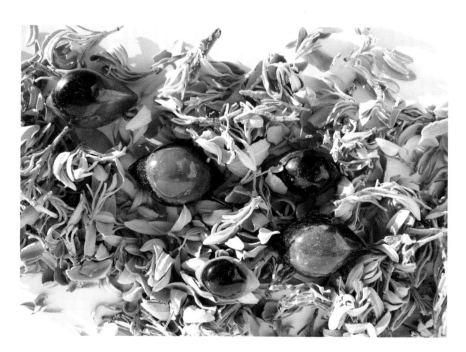

Ágata de corte

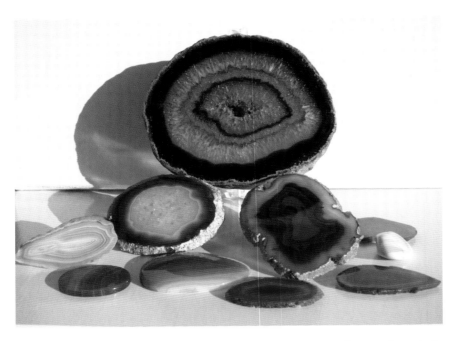

Las curanderas de todas las etnias en prácticamente todos los confines de la tierra han llevado desde siempre ágatas o trozos de ágata en forma de amuleto. Desde antes de los tiempos de María Magdalena se conoce el trabajo con este mineral para realizar frascos de aceite para ungir, colgantes, hebillas, copas, broches y un sinfín de objetos tanto ornamentales como para la indumentaria y el adorno personal. Pero no es solamente por su dureza (es cuarzo) o por su belleza de forma: la ágata posee una vibración energética muy elevada. Hoy en día las podemos encontrar cortadas para engarzarlas o para su aplicación cristaloterapéutica sobre el cuerpo.

Para el cuerpo

Las ágatas de corte siguen conservando una fuerza poderosa aun estando cortadas: sobre la zona del cuerpo donde las situemos, aportarán una

importante vibración de vitalidad reparadora. Es como si se pudiera aplicar el
principio «el todo está en la parte y la
parte está en el todo». En su formación
original, el corte de ágata que ahora
puede estar en nuestras manos, se desa-
rrolló dentro de una burbuja donde con-
fluyeron temperatura, presión y espacio
hasta ordenar los átomos y moléculas

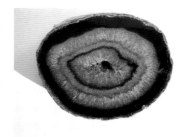

de sílice; los pequeños cuarzos crecieron en el interior circular de este
espacio durante miles de años, hasta fundirse unas puntas con otras y dar
lugar a los maravillosos círculos concéntricos que suelen mostrar las ágatas de corte. En el caso de que la piedra
redondeada que alberga el cuerpo de
la ágata sea abierta, podremos ver, tal
y como muestra la imagen, cómo pueden quedar aún en su centro minúsculas
puntas de cristales de cuarzo.

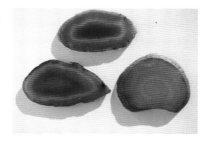

Si, por el contrario, la fusión se ha
completado, el ágata, al cortarla, mos-
trará círculos espectaculares o dibujos
circulares igualmente especiales. Éste es el principal poder energético de
las ágatas de corte, sus círculos concéntricos o, en gran medida, sus dibujos circulares. Y éstas son las que más beneficios aportarán a nuestra
naturaleza femenina. Se dice de la ágata de corte que ejerce de escudo
protector ante energías de envidias y
celos: en estos casos se utiliza en forma
de colgante sobre el cuerpo a la altura
del plexo solar.

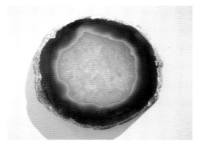

Otra de sus cualidades es utilizar
la energía de aquellas zonas del cuerpo
en donde sintamos cansancio. En este
sentido, podemos colocarnos pequeñas ágatas de corte en las piernas, en
las manos o en aquella zona de nuestro
cuerpo donde sintamos cansancio o molestia. Elegiremos para ello cortes
de ágata de color anaranjado por ser ésta una vibración cromática especialmente revitalizadora.

Para la mente

Si el cansancio es a nivel mental (dolor de cabeza, migraña, agotamiento por estar estudiando o trabajando intelectualmente demasiado tiempo seguido), colocaremos la ágata de corte elegida sobre la frente; además de sus típicos círculos, elegiremos una que tenga el centro lo mas cristalino posible, tal y como muestra la imagen de la fotografía superior. Procedimiento: tiéndete boca arriba en un lugar cómodo. Enciende un incienso de tu agrado para relajarte mejor. También puedes elegir música de sonidos relajantes. Si estás a oscuras o con luz débil, te resultará más fácil relajarte. Coloca sobre tu frente la ágata de corte y permanece sin prisas el tiempo que te dicte tu intuición. Repite esta relajación varias veces al día, según dispongas de tiempo libre. Repite varios días seguidos, aunque te vayas encontrando mejor: se necesita cierto tiempo para eliminar la energía que te provoca la molestia o dolor de cabeza.

Para el alma

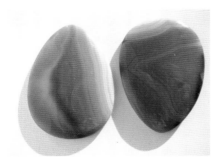

Si sientes un vínculo especial con el reino de las hadas, la ágata de corte te ayudará a sintonizar mucho mejor para poder visualizarlas e incluso poder observarlas con los ojos abiertos. Este tipo de conexión con otro nivel de realidad se aconseja realizarlo en espacios de la naturaleza donde puedas sentir la magia circundante.

Cuando vayas a algún lugar natural especialmente bello, recuerda llevar contigo tu ágata de corte preferida.

Si eres una mujer que necesita estar en conexión con la inspiración, es decir, con la fuerza creativa de la vida, adquiere dos ágatas de corte de un color especialmente anaranjado y, una vez a la semana, colócalas sobre la zona de tu vientre, a ambos lados del ombligo, o bien sobre las ingles, sobre los ovarios. Su energía te aportará una batería de fuerza sutil que se expresará como una renovada inspiración y fuerza creativa.

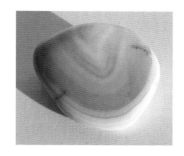

En el caso de estar pasando una etapa de tu vida de cambios relacionados con distanciarte de cosas, situaciones o personas, o si te sientes «descentrada», como si tu alma se hubiera quedado retenida, atrapada en una antigua relación (sentimental o familiar), te recomiendo un tipo de ágata especialmente eficaz si la sitúas sobre tu chakra del corazón tres veces al día mientras te relajas o lees o justo antes de irte a la cama, durante un par de semanas o durante el tiempo que tu intuición te dicte. Se trata de una ágata de tonalidad rosada que se llama ágata Bostwana rosada, generalmente de tonalidades grisáceas, pero tienes que encontrar las que sean de tono rosado, tal y como muestra la fotografía, ya que, además de la propiedad energética de ayudarte a centrarte (volver a tu centro, como sus círculos que confluyen hacia el centro) posee la vibración y la calidez cromática del color rosa.

Para que tus ágatas de corte se mantengan revitalizadas, sólo tienes que enterrarlas de vez en cuando en tierra, arena o arcilla verde.

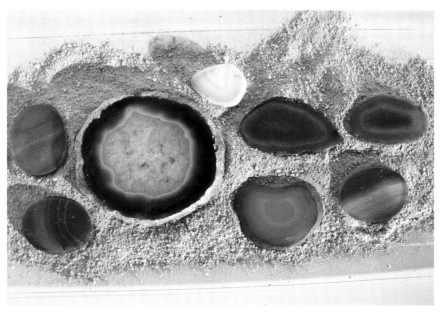

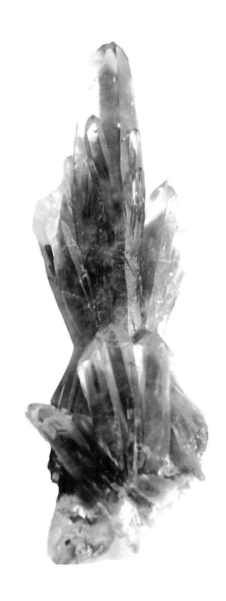

Amatistas

Fuego Sagrado

Amatista

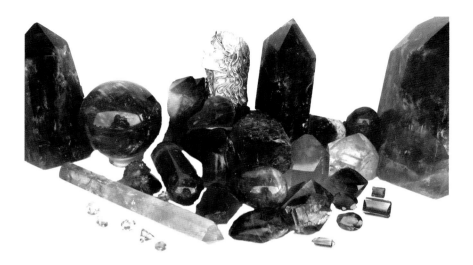

Piedra femenina por excelencia. Representa el sacerdocio femenino: el fuego violeta de la transmutación, la liberación, el perdón y la alegría. Su gama cromática va desde el lila pálido al violeta oscuro. Su transparencia puede ser cristalina o profundamente opaca. Su fuerza y poder energético es, al igual que su tonalidad, suave, delicada, sensual, poderosa, enérgica y firme.

Para el cuerpo

La vibración reparadora de la amatista te ayudará a recuperar tu vitalidad y fuerza física, ya sea después de una dolencia, enfermedad o intervención quirúrgica. Si por la razón que sea padeces malas digestiones, añade un canto rodado al agua de las infusiones de hierbas que te prepares.

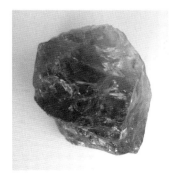

Si padeces migrañas, dolores de cabeza frecuentes, de garganta u oídos, sinusitis y te estás tratando con medicación alopática o con homeopatía, puedes introducir dentro del frasco de la medicina un canto rodado de amatista: la vibración beneficiosa de la amatista resultará muy positiva.

En el caso de padecer estrés o ansiedad por sobrecarga de trabajo o de responsabilidades, coloca una pieza plana de amatista debajo de la almohada al acostarte y sobre tu pecho durante unos minutos antes de dormirte.

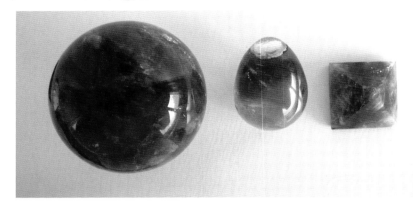

Si tu piel tiende a enrojecerse por ser muy blanca o sensible al sol, haz lo siguiente: compra un frasco de aceite de almendras dulces e introduce en él tres cantos rodados de amatista de color intenso. Cada mañana, masajea la piel de tu cuerpo con un poco de esta preparación. En verano puedes sustituir el aceite de almendras dulces por aceite de coco (que también carece de perfume), ya que te resultará más refrescante.

Llevar en contacto permanente sobre la piel (en un colgante o en el bolsillo) cantos rodados de amatistas favorece el desapego de conductas adictivas, como puede ser el alcohol o el tabaquismo.

Si tu menstruación es dolorosa, puedes realizarte esta autoimposición cristaloterapéutica de emergencia: Procedimiento: necesitarás 14 cantos rodados de amatista, que situarás durante unos minutos estando tumbada, en el siguiente orden: uno en cada talón del pie, rozando la piel. Dos más, cada uno debajo de las rodillas (en la zona poplítea). Uno sobre cada chakra (hueso pélvico, ombligo, plexo solar, sobre el corazón, en la garganta, sobre el entrecejo y en la coronilla rozando el cabello). Situarás un canto rodado más en la zona de la nuca y los dos últimos uno en cada mano. Cierra los ojos y siente la vibración reparadora de la amatista. Visualiza o imagina que respiras serenamente el color violeta: esto hará que tus células reciban un baño sedante de prana violáceo.

Si tu estado es de buena esperanza, desde las primeras semanas de embarazo, ten cerca amatistas; llévalas como colgante, pulseras, anillos... Su vibración relajante te aportará una agradable sensación de bienestar y, por añadidura, tu bebé también recibirá un baño de energía relajante.

Para la mente

La vibración de la amatista reduce el estado de ansiedad propio de etapas de sobreesfuerzo, tensión, preocupación o responsabilidad excesiva.

Llévala contigo en circunstancias de cambio, de mayor responsabilidad o cuando estés preparando exámenes o trabajos intelectuales que requieran tiempo y esfuerzo de manera temporal.

Si estás iniciando un trabajo, profesión o negocio, y te genera expectativas de incertidumbre, falta de confianza, desasosiego y dudas en tu mente, mantente cerca de la amatista.

La amatista también es el mineral que acompaña a mujeres felices, emprendedoras, soñadoras y prácticas, capaces de hacer realidad sus proyectos, metas y deseos, ya que la vibración de liberación que aporta disipa las dudas, y trae consigo confianza, independencia, audacia y estrategia. No es casualidad que las mujeres de poder, tanto celtas como curanderas o chamanes y sacerdotisas, suelan llevar amatistas en sus anillos, collares y cinturones de su indumentaria tanto diaria como ritual.

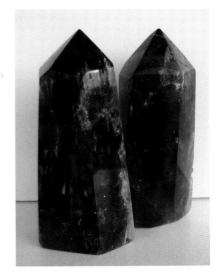

En etapas de tu vida en las que tengas pensamientos limitadores o tristeza o síntomas de padecer una depresión, te dará muy buenos resultados un spray áurico infalible:

Pon a calentar 250 ml (un vaso) de agua mineral, y cuando esté a punto de hervir, añade dos cucharaditas de flores de lavanda, una cucharada de rosas secas, dos cucharaditas de roble, un trocito (1 cm aproximadamente) de canela en rama y 4 gotas de aceite de espliego (todo ello de venta en herboristerías).

Cuando la infusión se haya enfriado, cuélalo todo y pásalo a un frasco de color ámbar. Añade 50 ml de alcohol de calidad para que actúe como conservante. Ya tienes listo tu spray áurico. Rellena una botella con tapón difusor y rocíate tres veces sobre tu cuerpo: hacia tu cabeza y hacia tu lado derecho e izquierdo. La vibración de la amatista es protectora: en el caso de padecer pesadillas o tener sensación de ataque psíquico, rocía las esquinas de tu habitación antes de dormir y pulveriza unas cuantas veces el spray sobre la cama, especialmente en la zona de la almohada.

En el caso de intervención quirúrgica, la vibración de la amatista te resultará muy beneficiosa tanto antes de la operación como después, en el postoperatorio.

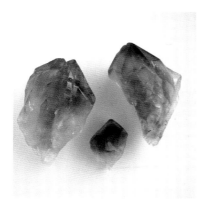

Necesitarás una drusa de amatistas de tamaño mediano, con la que realizarás pases energéticos en forma circular a derecha e izquierda sobre la zona del cuerpo donde hayan operado. La orientación será, evidentemente, la de los vértices de las amatistas orientadas hacia tu cuerpo. La energía emitida por los vértices de las amatistas irá reparando el entramado áurico de la zona y la recuperación será más fácil y eficaz.

Para el alma

Se dice que la amatista es una de las piedras iniciáticas más espirituales y así es. El motivo es que su especial vibración ayuda a mantener el sentido de la proporción para que el camino espiritual se produzca desde el corazón y en equilibrio con la razón y la intuición. En este sentido, protege de caer en fanatismos y dogmas.

La amatista es un reparador del estado de animo; cuando las experiencias vividas hayan sido tan dolorosas que te parezca que te duela el alma, la amatista se debe convertir en tu piedra de compañía: su vibración de valentía y consuelo te ayudará a que esas heridas profundas vayan sanando y puedas volver a confiar en la vida, en el amor y en ti misma.

La frecuencia de la amatista es ideal para las heridas del alma y el corazón, una terapia holística de rescate: poco a poco, la confianza se recupera, la fuerza y confianza regresan a ti y, en pocos días, sientes que ya eres capaz de sonreír. La amatista es una piedra de superación y de renovación: te ayuda a resurgir de tus propias cenizas.

En el caso de que tu vocación elegida sea la de sanadora, terapeuta o curandera, será conveniente tanto para ti como para tus pacientes que sitúes varias piezas grandes de amatista en tu consulta; la energía de transmutación propia de la amatista ejercerá una especial frecuencia liberadora en el ambiente del lugar.

Si sientes que en tu hogar necesitas una energía renovadora, la amatista es tu aliada: compra flores de color violeta y unos cuantos recipientes transparentes del tamaño de un plato pequeño.

Coloca un recipiente en cada habitación o en las esquinas de la estancia que quieras ritualizar. En cada recipiente con agua, sitúa una flor a la que le habrás cortado el tallo. Añade unas gotas de aceite esencial de lavanda. En unas horas, la energía del lugar se habrá transformado, pero puedes dejar las flores en agua con la esencia hasta que empiecen a marchitarse. La combinación vibracional es idéntica tanto en la amatista como en el aceite de lavanda, así como en el color de la flor violeta que hayas elegido. En el caso de tener niños pequeños o animales domésticos, se pueden sustituir

los recipientes de agua por las flores, sin cortar sus tallos, en un florero en el centro del lugar fuera del alcance de los niños y varias varillas de incienso de lavanda, que igualmente es purificador y combinará de manera excelente con la vibración de las amatistas (que también situaremos en el lugar fuera del alcance de los niños pequeños).

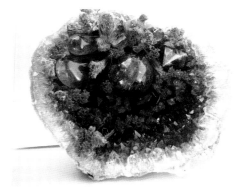

Las nuevas amatistas

No es que sean nuevas; de hecho, pueden tener millones de años. Lo novedoso es su resurgimiento como minerales de sanación. Todas ellas tienen en común la frecuencia violeta: fuego sagrado de transmutación y liberación de energía predominantemente femenina que nos aporta la intensidad de sus peculiaridades.

Flor de amatista

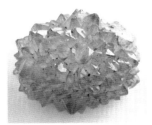

Se trata de ejemplares que se asemejan a pequeños bouquet de cristales uniformes y dispuestos en forma circular. Son especiales para meditar y colocarlos en el entrecejo. Poseen una vibración especial de unificación que beneficia a la mente, tanto racional como intuitiva.

Amatista Herkimer

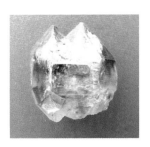

Se trata de ejemplares que suelen ser de tamaño pequeño y biterminados, con la misma forma de los Herkimers transparentes o citrinos. Su cualidad principal a nivel energético es facilitarnos superar estados de limitación y falta de autoestima: son auténticos dinamizadores de transmutación de sentimientos y emociones negativos o limitadores.

Amatista Atlante

Son ejemplares de un aspecto mágico, sutil, al igual que su color tan espectacularmente lila y transparente. Sintonizan con la energía angélica y nos ayudan a liberar energía de tensión: aportan calma y tranquilidad si las situamos sobre nuestro corazón o entrecejo al meditar o relajarnos.

Son especialmente tranquilizadoras para las mujeres embarazadas y se pueden situar sobre el abdomen para que el feto sienta su vibración de armonía y vínculo amoroso con sus padres, especialmente con su madre.

Amatista catedral

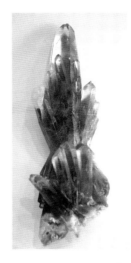

Se trata de ejemplares de tamaño mediano/grande cuya estructura es magnífica, además de bella o, parecidos a fortalezas semejantes a castillos de otro nivel de realidad. Como cristales de sanación son auténticas baterías de energía transmutadora que libera los bloqueos, los nudos y las fugas áuricas que pudiera haber en el campo bioenergético generados por experiencias de sufrimiento tanto de ésta como de otras vidas y que tiene correspondencia con el estado de indefensión o inseguridad en las propias cualidades personales. Tanto ésta como las demás amatistas descritas anteriormente se están utilizando en terapia vibracional para activar la memoria celular de cambio de código genético, que permite integrar las nuevas frecuencias que están llegando a la tercera dimensión y que tienen que ver con la apertura del chakra del corazón, la compasión ante las apariencias de amenaza destructiva, y para estar en sintonía con el sentimiento de compasión y fraternidad. Son cristales muy antiguos, de gran sabiduría, que emergen precisamente ahora en la Era de la Luz.

Amatista lemúrica

Es un cristal personal que se utiliza en meditaciones avanzadas de conexión y canalización con las llamadas civilizaciones intraterrenas. Se dice de ellos que poseen la capacidad de activar la memoria celular de archivo ener-

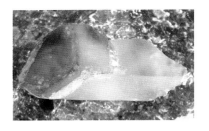

gético de Lemuria. Para establecer una conexión con la sabiduría de este cuarzo amatista, se requiere tener una especial afinidad con todo lo referente a Lemuria, el antiguo continente de Ur (civilización de la que no hay constancia y que es aún más antigua que la Atlántida).

Amatista citrino

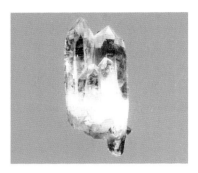

Estos ejemplares combinan la energía y las cualidades solares del cuarzo citrino y las de la amatista con la transparencia. No son ametrinos: en ellos podemos ver zonas delimitadas de color amarillo-dorado, otras transparentes y otras de un hermoso color violeta. Su energía es de renovación, y pueden situarse sobre el chakra del plexo solar en procesos de sanación.

Amatista bisturí

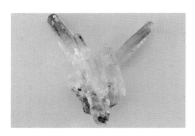

Son frágiles y alargadas varitas que suelen presentarse en drusas y, en ocasiones, individualmente. Sirven para realizar cirugía psíquica: deshacer nudos energéticos, reparar fugas áuricas, etc. Son muy valoradas por las terapeutas de cristaloterapia, que las emplean como instrumentos quirúrgico-áuricos.

Amatista celestial

También llamada elestial. Es una amatista imponente en belleza y tamaño que podemos utilizar colocándola en el centro de nuestra estancia de meditación. Está especialmente indicada para mujeres que imparten clases de yoga o de meditación, para situarla en el centro de un grupo de personas con las que se lleve a cabo algún trabajo de grupo, ya que, por su calidad y nivel de vibración, favorece precisamente la energía de grupo. En trabajos de conexión con la energía angélica, favorece la comunicación al amplificar y potenciar las cualidades del hemisferio derecho de la mente, la capacidad para canalizar junto con la certeza y el sentimiento de merecimiento.

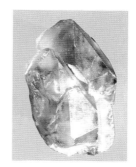

Amatista súper 7

Esta espectacular amatista se llama súper 7 porque reúne siete cualidades en sí misma. Seguramente será un mineral muy antiguo, pero se ha descubierto recientemente gracias a la experta en cristaloterapia Melody. La podemos encontrar en su forma laminada, ya que ésta es la mejor manera de apreciar sus siete cualidades, relacionadas con su formación: cuarzo amatista, cuarzo ahumado, cuarzo transparente, cacoxenita, rutilo, lepidocrita y goetita.

Es un mineral personal de meditación, aunque se puede utilizar para sanación con cristales si se sitúa sobre el chakra del corazón por su poderosa energía unificadora: equilibra la energía de todos los chakras. Si se coloca sobre la zona de la glándula timo, aumenta la resistencia del sistema inmunológico. Otra de sus propiedades es ir abriendo la memoria celular y aportar valentía en el caso de que la persona sienta miedo ante sus capacidades sanadoras y/o canalizadoras. También es utilizada por terapeutas holísticos para reparar el entramado áurico de sus pacientes.

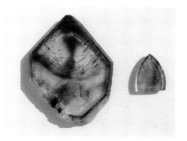

Amatista ahumada

La amatista ahumada presenta, en una misma unidad, la fusión y propiedades de la amatista con las del cuarzo ahumado. Su poder como cristal de sanación consiste en transmutar energías obsoletas que pudieran estar drenando o impidiendo el buen funcionamiento de un chakra. Se situará sobre la zona que sintamos que necesita sanación energética y la dejaremos allí de 12 a 20 minutos.

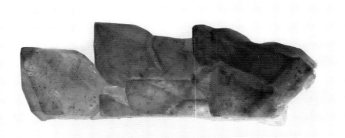

Amatista cetro

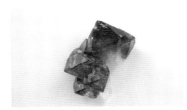

Son amatistas cuya forma tiene una apariencia totalmente mágica; su tamaño suele ser pequeño y se utilizan en terapia con cristales sobre la zona del entrecejo por su propiedad de liberar la mente de pensamientos negativos o limitadores.

Amazonita

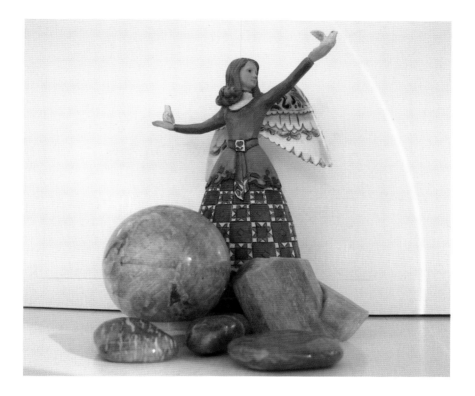

Durante muchos años he podido comprobar que la gran mayoría de mujeres interesadas en los cristales de sanación elige la amazonita por lo prometedor de su nombre y luego se sorprenden por sentir que les está aportando «una energía un poco masculina».

A esto yo siempre pregunto lo mismo: ¿te refieres a que te sientes mas independiente?... «Sí, precisamente noto eso». Y la reflexión es: ¿desde cuándo sentirse independiente es un atributo masculino?

Si estás en una fase de tu vida en la que necesitas tomar las riendas de la independencia, la amazonita será tu piedra de compañía durante una larga temporada. Y, casi se me olvida decir lo más importante: la amazonita es uno de los minerales cuya vibración combina maravillosamente con todo lo femenino.

Veamos.

Para el cuerpo

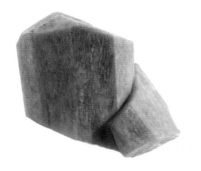

La amazonita rompe literalmente los posibles bloqueos que pudiera haber en la garganta, sobre todo si has estado un tiempo callando cosas con las que no te atrevías a enfrentarte. También, si la sitúas sobre tu chakra corazón sentirás de manera sutil cómo se destapan sentimientos preciosos hacia tu persona. La mayoría de las veces, el color de la amazonita está a medio camino entre el verde y el azul; por eso es un piedra ambivalente tanto para el chakra garganta como para el chakra cardíaco. La energía de la amazonita es liberadora, y su palabra clave es independencia: te ayudará en etapas de cambio y, especialmente, en rupturas sentimentales para retomar tu poder personal volviendo a ser dueña de tu tiempo, tu espacio y tus decisiones (entre otras cosas que se ganan cuando dejamos de perder). La amazonita, como su nombre legendario indica, es para enfrentarse a retos de independencia. Da muy buenos resultados como ayuda vibracional en cambios físicos que quieras llevar a cabo, como por ejemplo, adelgazar o volver a sentirte bien con tu cuerpo. Procedimiento: adquiere una amazonita en estado natural (que no sea canto rodado) como la que muestra la fotografía, y, cuando te relajes o medites, sostenla entre tus manos sobre tu regazo. También puedes situarla en tu mesita de noche cada noche, ya que su vibración áurica estará en contacto con la zona de tu cabeza y te ayudará a conciliar el sueño.

Para la mente

La amazonita ayuda a liberar los límites y los miedos que residen en la mente y que van debilitando nuestro poder personal por no ser expresados: si se sitúa sobre el chakra de la garganta propiciará la expresión, en forma de palabras, llanto, susurro, o incluso grito (desahogo), de la energía de frustración ahí contenida, ya que, si lo que nos limita no se expresa, la mente estará limitada, las ideas confusas y el pensamiento tenderá a transitar por un laberinto de confusión donde las propias ideas serán el peor enemigo. La mente, así liberada, permitirá que las ideas fluyan y que podamos expresarnos con seguridad, confianza y libertad. Procedimiento: adquiere una amazonita en forma de colgante y llévala durante una larga temporada sobre el chakra de la garganta. Elige un canto rodado de amazonita y, durante unos minutos al día, sitúalo sobre tu frente mientras aprovechas para estar relajada, con los ojos cerrados, oyendo música de relajación o mantras femeninos. Anota en tu cuaderno de meditación con cristales las ideas que hayan podido acudir a tu mente: éste será tu diario de bitácora para el viaje de cambio que quieres realizar hacia la libertad.

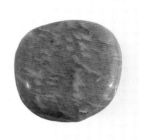

Para el alma

El plan del alma, los dones y las cualidades que cada una de nosotras posee sólo puede expresarse si nos sentimos libres. Si por la razón que sea te das cuenta de que no te sientes libre, el nivel de frustración, mala salud, mal humor, amistades dependientes o poco enriquecedoras, te irá rodeando y sentirás que tus rasgos han cambiado, que no sonríes ni canturreas de alegría y corres el riesgo de caer en conductas más o menos importantes para distraerte de ti misma y justificarte o someterte a lo que las circunstancias de la vida te traen en el día a día.

La amazonita abre literalmente las alas de tu libertad y permite que en cada meditación, en cada situación en la que te relajas y colocas las Amazonitas sobre tu cuerpo, puedas recibir un baño de luz del color verde azulado de esta maravillosa piedra de independencia y libertad. Para retomar la seguridad en ti misma y sentir que eres capaz de realizar todos los cambios que quieres, te sugiero que además tomes *Echinacea*. Puedes tomar esta planta

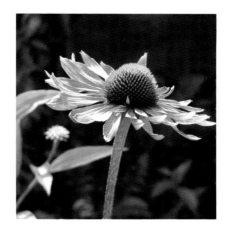

en infusión, en cápsulas o en gotas (pregúntale a tu consejera dietista en alguna tienda especializada de herboristería). La energía de esta planta hará que tu campo bioenergético se fortalezca y, además, que también lo haga tu sistema inmunológico, y que te sientas con más vitalidad y entusiasmo. La flor de la *Echinacea* se muestra en la fotografía.

En cuanto al mantenimiento de tus amazonitas, recuerda que no son cuarzo y que, por tanto, para limpiarlas lo mejor es sumergirlas unos minutos en una infusión fría de salvia y, a continuación, secar su superficie delicadamente.

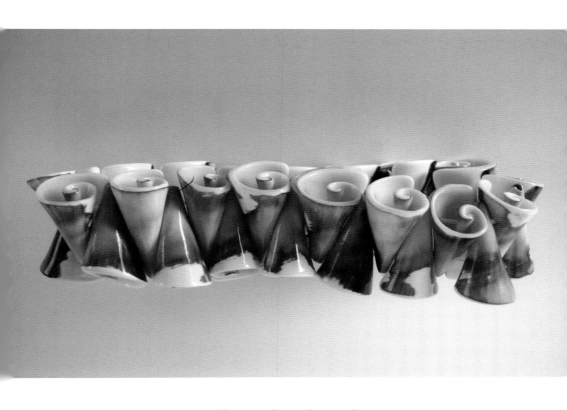

Espirales de vida
Ciclos de eternidad

Ammolita

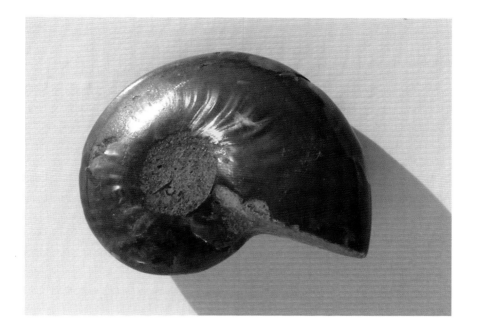

Se llama ammolita a una gema tan mágica como extraña. Es de origen orgánico, ya que está formada por restos de caracolas fosilizadas de amonites, aunque la Confederación Mundial de Joyería la consideró gema en el año 1981 y, desde entonces, se empezó a comercializar a modo de bellos anillos, colgantes y otras joyas, dada su extraordinaria y vistosa combinación de colores. La ammolita procede de las Montañas Rocosas de EE.UU. y Canadá. Los otros nombres por los que se la conoce son: calcentina y korita. Tiene una dureza media, entre 4 y 5 en la escala de Mohs.

Lo ideal es adquirirla en estado original de caracola completa, ya que de esta manera tendremos, además de su belleza, la caracola original, que como energía de forma es la de la espiral, uno de los símbolos más emblemáticos de la diosa. Cuando la ammolita no posee capas de brillantes colores, se llama amonite y su aspecto es más oscuro y metálico tal y como muestra la fotografía de los dos amonites oscuros.

Para el cuerpo

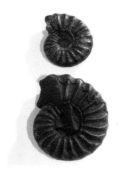

Si tu trabajo está relacionado con la sanación o la ayuda a mitigar el sufrimiento ajeno, la ammolita te aportará un gran bienestar con tan sólo tenerla cerca, donde puedas verla con facilidad tanto en tu casa como en tu trabajo; te recordará que eres valiosa, que brillas, que aportas con tu trabajo-servicio mucha alegría y energía a las personas a las que ayudas. Pero, además, la energía de color y forma de la ammolita te ayudará a recuperar la vitalidad en esos días en los que sientes que te falta energía. Para ello, sólo tienes que sentir sobre cuál o cuáles de tus centros vitales debes situarla durante unos minutos, con los ojos cerrados y tratando de no pensar en nada más que en sus maravillosos colores.

Para la mente

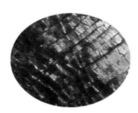

Una práctica antigua y chamánica es situar un amonite en la zona de la frente para poder tener acceso a los registros de memoria de vidas pasadas; esto se debe a su energía, de forma que aporta una apertura y facilidad energética para poder tener acceso a la memoria no racional. Pero, además, si en estos momentos de tu vida estás siguiendo o empezando un proyecto personal que tenga que ver con tu vocación, profesión o ilusión, la ammolita puede ser tu piedra de compañía en esta etapa; llévala contigo, mira su forma, escribe sobre las ideas que te vayan viniendo a la mente. Anota también los miedos o dudas que puedas tener respecto a que tu proyecto se cumpla y luego regálate unos minutos cada día, para tumbarte y colocarte tu ammolita sobre la zona de tu frente para visualizarte a ti misma con el proyecto realizado con facilidad y alegría.

Para el alma

Si algo te obsesiona hasta el punto de sentirte estancada en tu vida, si por cualquier motivo estás en un momento en el que intuyes que eso no era lo que tenía planeado tu ser desde el nivel del alma para ti, si sientes que necesitas una calidad de apoyo que sólo puede venir desde tu interior… la ammolita puede ayudarte energéticamente a conectar de nuevo con el centro de tu laberinto personal para destejer las trabas que en tu camino, a cada pensamiento y a cada decisión, han estado

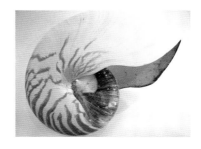

alejándote de lo más valioso que posees: tú misma. Ante todo, ten paciencia y confianza, sitúa una ammolita (de los más brillantes colores que puedas encontrar y en forma de caracola fosilizada completa) debajo de tu almohada durante una temporada. Al levantarte, toma nota de lo que hayas soñado o de las primeras sensaciones y ten por seguro que te estás recuperando desde el nivel del alma para seguir el plan que te propusiste realizar con facilidad y felicidad cuando tu alma decidió volver a vivir la experiencia humana de mujer.

Para que tu ammolita se mantenga brillante y llena de energía, colócala de vez en cuando debajo de una pirámide de papel que puedes construir tú misma, tal y como muestra la fotografía.

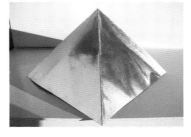

Las piezas grandes de ammolita puedes situarlas como ornamento por tu casa, pues desde siempre se ha valorado como un objeto que atrae la buena suerte y la prosperidad económica y que ayuda a disipar la energía limitadora y negativa.

Apofilita

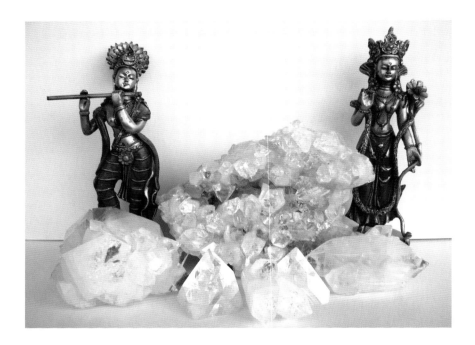

La apofilita es uno de los minerales más emblemáticos para las mujeres. La razón de ello es su forma; de forma natural, posee 4 caras a modo de rombo, que confluyen en su ápice. Desde tiempos antiguos, en todas las escuelas de sabiduría, en lo que ahora llamamos geometría sagrada, la forma de rombo se ha considerado como una llave de conexión con los planos internos de la vida. La energía de forma o capacidad de emitir determinada vibración de un objeto determinado, define la estructura de rombo (un doble triángulo) como uno de los símbolos más empleados por mujeres-sacerdotisas para sus trabajos de sintonización con entidades de luz.

Para el cuerpo

Aunque la apofilita es un mineral de sintonización espiritual, por su vibración y cualidades resulta muy eficaz si la situamos sobre cualquiera de nuestros centros vitales, ya que siempre nos beneficiará positivamente al aumentar su vibración sutil. Procedimiento: sitúa una apofilita sobre cada uno de tus chakras durante unos minutos cada día hasta que adviertas que tu energía física está recuperada. También podemos sostenerla entre las manos cuando nos sintamos desfallecidas, agotadas, desconectadas de nuestra guía interior.

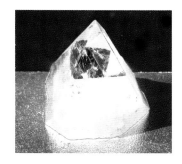

Para la mente

La apofilita es un mineral muy especial para la sensibilidad femenina, ya que su vibración nos ayuda a orientarnos: no es casualidad que proceda del Oriente: en la India se le llama luz de la India y, ciertamente, irradia un brillo y una luz especial.

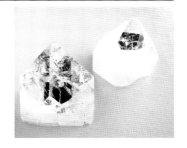

La apofilita es uno de los minerales del chakra corona; aumenta la vibración de la mente y permite que las cualidades del hemisferio derecho del cerebro se expandan permitiéndonos sintonizar, visualizar y canalizar información de las realidades paralelas. He conocido mujeres tanto sanadoras como oraculares que utilizaban la apofilita como única herramienta de conexión en su trabajo espiritual de servicio al prójimo.

Si te atrae especialmente la apofilita, te sugiero que le dediques un apartado especial en tu diario de cristales de sanación, ya que una de sus cualidades energéticas es ir abriendo información contenida en la memoria celular relacionada con los dones y atributos personales que, a través de la intuición, se irán volcando en tu sentimiento y en tus pensamientos. Procedimiento: elige una apofilita que para ti sea especial; puede ser de un solo vértice o de varios o incluso una drusa. Tras limpiarla y sintonizarla con el latido de tu corazón, obsérvala unos instantes con los ojos abiertos, siente su belleza, su forma, la luz que emite, su brillo. Enciende un incienso de rosas y una vela blanca o del color que prefieras, ponte una música de sonidos suaves y relájate cómodamente. Sitúa tu apofilita cerca

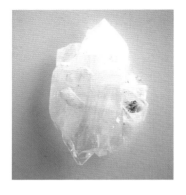

de tu coronilla o sobre tu frente (si estás sentada, acércala a tu entrecejo o sostenla sobre el chakra de tu corazón). Imagina, visualiza o siente que desde el vértice de la apofilita sale un haz de luz hacia arriba. Siente cómo este haz de luz va volviéndose más amplio e ilumina toda la zona de tu cabeza. Disfruta de esta sensación de estar recibiendo un baño de luz en tus células cerebrales. Déjate llevar por la música; siente la paz, el bienestar y las sensaciones placenteras que vayan llegando tanto a tu mente como a tu corazón y ten cerca tu diario de meditaciones con cristales para expresar con palabras lo que para ti haya sido importante.

Confía y realiza esta sintonización con frecuencia: la luz de la apofilita iluminará muchas *casualidades* que te permitirán descubrir tu sabiduría interior.

Para el alma

Si estás pasando por una experiencia significativamente dolorosa, seguramente la apofilita ya te habrá hecho algún destello desde algún escaparate o desde tu colección de minerales de sanación: confía, medita, sostenla entre tus manos, mira su luz antes de cerrar los ojos cuando vayas a dormir: pídele a tu apofilita, como aliada del reino cristalino, que te ayude en las horas de sueño a conectarte con tu alma, con el plan de tu alma.

Te aseguro que cuando despiertes te sentirás reconfortada, consolada y con renovada energía para superar lo que sea necesario.

La apofilita combina maravillosamente con la vibración de belleza y perfección femenina de las rosas blancas: cuando sientas la necesidad de sintonizar con la frecuencia de la apofilita, regálate una rosa blanca y ponla cerca de tu apofilita personal. El incienso que mejor combina con esta delicada piedra es igualmente el de rosas blancas.

Cuando quieras dar un baño de energía a tu apofilita, después de limpiarla (recuerda que no es un cuarzo; pertenece a la familia de las fluoritas y es, por tanto, frágil y delicada) utiliza una infusión fría de salvia, sécala cuidadosamente y coloca pétalos de rosas blancas sobre la misma durante varias horas.

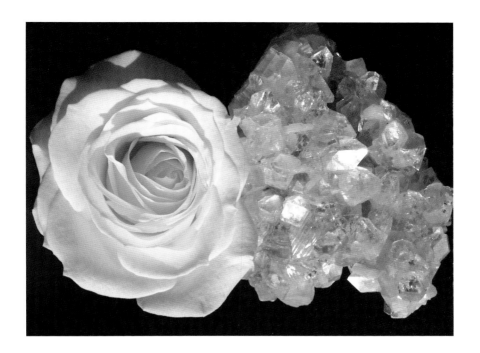

Apofilitas de otros colores

Podemos encontrar apofilitas de otras tonalidades en forma de drusas, que situaremos a nivel ornamental cerca de nuestra mirada; su beneficiosa energía nos ayudará a centrarnos y a disipar la mente de posibles dudas. La apofilita en drusa es un foco energético de luz y claridad.

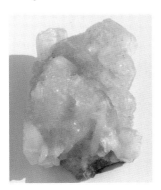 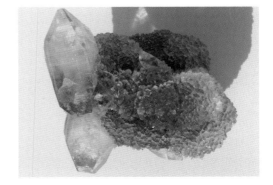

Aqua-aura

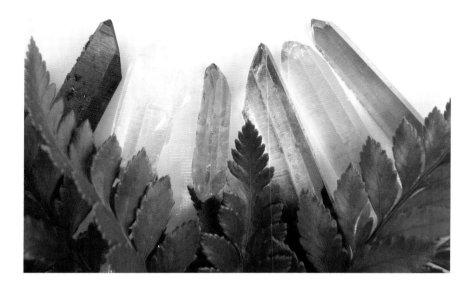

Los aqua-aura son cuarzos naturales tratados de manera alquímica, ya que, para obtener estos colores tan especiales, el cuarzo natural (generalmente cuarzos llamados varitas bisturí o atlantes), se sumergen en una solución acuosa de oro, rubí, cobalto, plata, platino, etc., según sea la tonalidad que se quiera crear. Su finalidad es reparar el entramado áurico del campo bioenergético de la zona del cuerpo donde nos lo situemos; por este motivo suelen venderse engarzados en forma de colgantes. Antes de comprarlo, déjate llevar por lo que te transmite la vibración de cada color cuando los tengas en tus manos. Todos ellos, además de bellos, son igualmente poderosos y te ayudarán a conectar mejor con la alquimia natural de tu corazón femenino.

Para el cuerpo

El color de los aqua-aura tiene mucho que ver con sus diferentes aplicaciones y, en común, todos ellos tienen la vibración reparadora y, por tanto protectora. Para recuperar o fortalecer la vitalidad del cuerpo, el aqua-aura rubí es el más indicado y puedes llevarlo como colgante a la altura del chakra del corazón. Esta combinación cuarzo-rubí te aportará, además, la sensación de estar más activa a los pocos minutos de llevarlo en contacto con la zona de tu corazón.

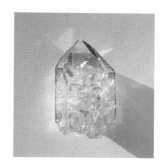

El llamado ópalo-aqua aura (se obtiene por inmersión acuosa con platino) fortalecerá tu aparato digestivo y te ayudará a potenciar tu atractivo físico, ya que la vibración que aporta al aura es de muchísima luz y, al llevarlo puesto, las personas de tu entorno lo notarán en tu mirada. El ópalo-aura es quizá, el más mágico de todos los aqua-aura ya que las personas de tu entorno se sentirán atraídas por él y, por supuesto, por ti, puesto que nuestros aliados cristalinos sólo potencian lo que todas las mujeres somos: belleza y luz.

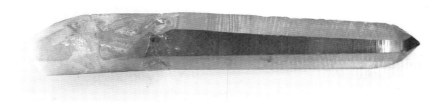

Para la mente

Si te consideras una mujer excesivamente vulnerable, y los pensamientos, ideas o palabras de los demás pueden herirte fácilmente, lleva en contacto con tu piel un aqua-aura rubí.

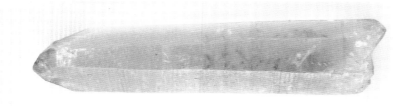

Cuando la mente repara una y otra vez en recuerdos que nos causan tristeza, la ayuda que nos ofrece el aqua-aura oro será muy beneficiosa para lograr liberarnos de la sensación desagradable que produce un recuerdo doloroso o triste; encontraremos la forma de entregarlo a nuestros ángeles o a la diosa o a las entidades de luz por las que sintamos afinidad.

Procedimiento: adquiere un aqua-aura oro (está elaborado alquímicamente mediante inmersión de solución acuosa de oro y platino y su vibración es extraordinaria) y realízate un autotratamiento a diario sosteniéndolo entre tus manos durante unos minutos tres veces al día, en posición relajada, para sentir su fuerza energética sobre la zona de tu corazón. A continuación, sitúalo unos minutos más sobre tu cabeza, en la zona de tu coronilla, rozando el cabello. Pasados unos días sentirás que esos recuerdos ya no tienen peso en tu mente ni en tu sentimiento.

Si el problema que te afecta es el desasosiego, el aqua-aura (aqua-aura de color celeste) más adecuado será el azul cielo (aporta calma) o el azul

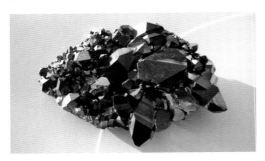

índigo (aqua-aura cobalto) que aporta serenidad e intuición para poder encontrar soluciones en lugar de seguir permitiendo que la mente divague de una cuestión a otra dando saltos de un pensamiento al siguiente.

Para el alma

La principal característica de los cuarzos aqua-aura es activar la frecuencia del chakra coronario, es decir, que aportan una mayor estabilidad vibracional para conectarnos a las realidades superiores y, entre ellas, muy especialmente para poder entrar en conexión con nuestros seres afines de las realidades paralelas a través de los vínculos o conexiones del alma que por ley de afinidad nos capacita para recibir información de nuestros guías personales y ángeles.

Para su limpieza, puedes utilizar el método tradicional sugerido para los cuarzos naturales de agua-sal o bien sumergirlos en una infusión fría de salvia durante unas horas, pero, para su cuidado y mantenimiento energético, conviene que periódicamente lo dejes durante unas horas rodeado de flores de color violeta para que la elevada vibración cromática de estas flores refuercen sus únicas y especiales cualidades.

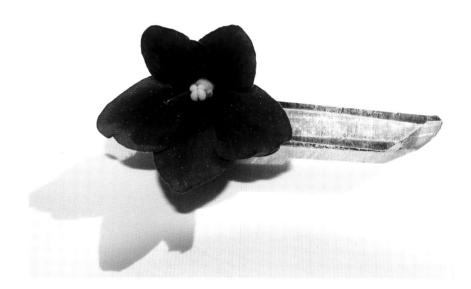

Aragonito

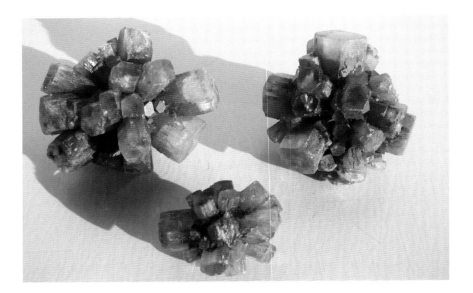

En su composición, el aragonito es un mineral blando (3 a 4 en la escala de Mohs), pero energéticamente es uno de los más poderosos debido a su energía de forma, ya que es como una estrella circular.

Para el cuerpo

Si eres una mujer que hace un millón de cosas al día, si tus ocupaciones llenan toda tu jornada, si sientes que al día le faltan horas y días a las semanas y tienes la impresión de que después de Navidad el verano llega en un abrir y cerrar de ojos... el aragonito puede ser tu mejor aliado del reino mineral para descubrir que puedes ser dueña de tu tiempo en lugar de vivir con la sensación de que se te escapa.

La lección principal del aragonito es que, si te mueves desde tu centro, si conservas el movimiento para sentirte centrada, el tiempo se vuelve flexible y te conviertes en la maga que tiene tiempo para todo.

Puedes encontrar aragonitos de diferentes formas e incluso de distintos colores, pero el más adecuado para lograr la calma interna dentro de la vorágine externa de tu día a día es el de color anaranjado marrón, de tamaño mediano (como los que muestran la fotografía superior en forma estrellada). Coloca aragonitos por tu casa, en la mesa donde preparas tu trabajo, en tu escritorio, incluso en el cuarto de baño.

Son económicos y puedes adquirir varios para tenerlos presentes a nivel visual. Encuentra unos minutos al día y sitúa tu aragonito preferido sobre la zona del ombligo; te sentirás llena de fuerza y energía en pocos minutos. También puedes llevar encima (en un bolsillo de tu indumen-

taria o en el bolso) un aragonito en forma de canto rodado, que, como puedes ver en la imagen, posee un aspecto totalmente diferente al de estrella en formación, pero te aportará energía cuando estés en movimiento, caminando o conduciendo.

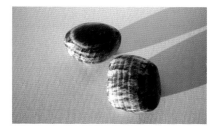

Para la mente

Para ordenar tus ideas, cuando te dispongas a escribir en tu agenda la lista de cosas que tienes que hacer, sostén en tus manos un aragonito o tenlo a la altura de tus ojos: su energía te aportará clarificación de ideas y sensación de ser capaz de realizar todas tus tareas desde la celebración en lugar de tan sólo desde la responsabilidad. Cuando termines de elaborar la lista de asuntos pendientes, coloca el aragonito sobre la agenda o sobre el papel donde has ido anotando todas las cosas que tienes por hacer: su energía se proyectará más allá del horario temporal (los minerales son atemporales; recuerda que ni envejecen, ni enferman, ni mueren) y ese dinamismo, vía psíquica, se irá manifestando en tus acciones como una ayuda de clarificación.

En general, para clarificar la mente y aportar calma a las ideas, el aragonito especial será el de color azul, que puedes adquirir como canto rodado o como mineral natural tal y como muestra la imagen de los dos aragonitos azules.

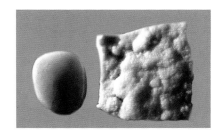

Para el alma

La energía del aragonito estrellado, como ya has visto, te aporta su vibración de entusiasmo para realizar todas las cosas prácticas y rutinarias, pero a nivel del alma, te recuerda también que tu naturaleza es estelar en el sentido que una parte de ti tiene todo el derecho a soñar, a disfrutar, a mirar al cielo y sentir que ahí también está tu hogar, para que no olvides que no sólo lo material requiere tu atención, sino que también mirar las estrellas es gratificante por el puro placer de sentir la calma, el brillo de las lejanas constelaciones… ¿Cuánto tiempo hace que no te deleitas mirando las estrellas desde tu ventana? Si es verano, aprovecha el buen tiempo y mira el cielo nocturno sosteniendo tu aragonito estrella entre tus manos. Si es invierno, abrígate bien y sal al balcón o a la terraza y observa cuántas estrellas le hacen guiños a tu aragonito y a tu corazón.

Para mantener el brillo y vitalidad del aragonito, sumérgelo de vez en cuando en una infusión fría de salvia (no es un cuarzo, es un mineral relativamente blando como decía al principio, y, por tanto, no admite bien la inmersión en agua salada); asimismo, por su energía de forma puedes colocarlo en el exterior para que reciba baños de luz diurna, sobre un manto de semillas de anís estrellado como muestra la fotografía; la vibración de

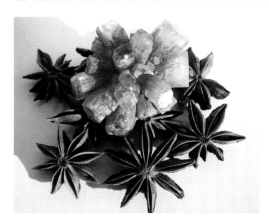

estas semillas, únicas en el reino vegetal, en forma tan perfectamente estrellada, combina de manera excelente con la forma del aragonito estrellado. Los demás aragonitos (de otro color o en canto cortado o rodado) puedes limpiarlos sumergiéndolos en agua, a la que le habrás añadido una infusión de salvia.

Astrofilita

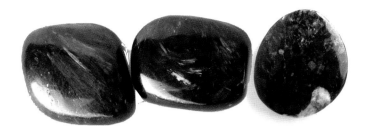

Los griegos denominaron a este mineral astrofilita y quiere decir literalmente «hoja de estrella». Si la observamos de cerca, podremos ver cómo, efectivamente, parece un cielo nocturno con reflejos de espacios siderales. En su estado natural (sin que sea canto rodado), muestra una forma de estrella de rayos de colores dorados, plateados y azules metalizados sobre la roca oscura. Procede de la península de Kola, en Rusia, y es un mineral blando, de una dureza de 3 a 3,5 en la escala Mohs.

Para el cuerpo, para la mente, para el alma

La astrofilita es uno de los cristales de sanación que se está haciendo un merecido hueco entre las preferencias de las mujeres. Quizá sea por su brillo interior, que sólo muestra si incide sobre él la luz.

Está indicada como piedra de compañía en momentos de cambio en los que no nos queda más remedio que mirar hacia dentro en silencio y recogimiento para valorar lo que queremos, lo que estamos dispuestas a entregar y lo que puede darnos miedo y que, a pesar de todo, sentimos que se acerca un cambio: la energía de la astrofilita serena la mente y el cuerpo y nos aporta su vibración para que confiemos y sintamos que, pase lo que pase en nuestras vidas, somos guiadas, y estamos protegidas y seguras.

En su forma original, sin facetar ni pulir, las piezas grandes de astrofilita nos sirven a nivel ornamental para que su energía esté presente en las estancias donde pasamos más tiempo como, por ejemplo, la mesa de trabajo o la mesita de noche: su vibración nos aportará una agradable sensación de tranquilidad.

Llevada en contacto con el cuerpo como canto rodado, nos aportará la sensación de que todo fluye en armonía y seguridad cada vez que la sostengamos en nuestras manos.

La astrofilita es uno de los minerales que más tranquilidad de ánimo aportan al sostenerla en las manos o sobre el regazo al meditar en momentos de incertidumbre: nos ayudará a calmar la mente y sosegar el cuerpo sintiendo que, sea cual sea el problema, nuestra luz es mucho más poderosa de lo que creemos.

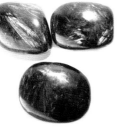

Para su limpieza, puedes pasarle la vibración de un diapasón, el sonido del cuenco o el humo de un incienso por toda su superficie. Para recargarla energéticamente puedes situarla unas horas debajo de una pirámide. También se revitalizará si la expones a la luz de la Luna creciente a llena por las noches.

Atlantisita

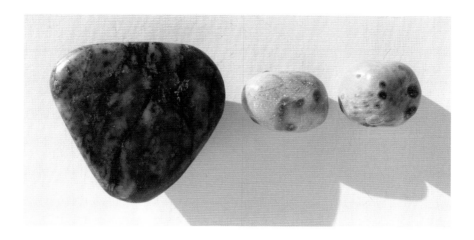

La atlantisita es una serpentina. La serpentina es un mineral metamórfico; esto quiere decir que en su formación presenta inclusiones de otros minerales que se han ido añadiendo en su proceso natural de metamorfosis, y da como resultado una apariencia que le define por sí misma. Cuando la serpentina contiene un mineral muy frágil y blando llamado stichtita, se llama atlantisita. La atlantisita se asemeja a la zoisita, (sobre todo en su forma de canto rodado pulido), pero sus aplicaciones como cristal de sanación son diferentes. La atlantisita recibe su nombre de visionarios, sensitivos, canalizadores y videntes de prestigio que coinciden en asegurar que este mineral se empleaba en los templos de sanación de la Atlántida para curar heridas de añoranza. Efectivamente, sus dos colores predominantes, el verde y el rosado, son colores del chakra corazón, que simbolizan el amor (rosa) y el verde de la verdad.

Para el cuerpo

La sensación de bienestar aparece casi de inmediato al sostener una atlantisita entre las manos. Es una de las piedras de sanación que más descaradamente nos eligen a las mujeres sanadoras. Te invito a que lo compruebes por ti misma: si te acercas a una tienda donde haya expuestos lindos minerales en una estantería, la atlantisita te lanzará un destello especial que se dirigirá directamente a tu canal intuitivo y sentirás la necesidad de tenerla entre tus manos. Tendrás que elegir si prefieres la atlantisita con líneas rosadas o la que muestra circulitos rosas (o quizá elijas ambas). Después de limpiarla sumergiéndola en una infusión de salvia fría durante unas horas, sécala bien y sitúala sobre tu corazón: dale un baño de tu latido y cierra los ojos; siente la sensación de serenidad y fuerza que transmite a la vez: la atlantisita te está recordando que hace mucho tiempo del sintiempo ya fue una de tus piedras de sanación favoritas. Al igual que la serpentina (como veremos en su correspondiente apartado), su energía te servirá para sanar las posibles heridas de rencor que pudieran haber en tu chakra cardíaco, debidas a desilusiones sentimentales de ésta o de otras vidas, pero además, su vibración rosada te aportará, a diferencia de la serpentina de otras tonalidades, una sensación de fortaleza y confianza que te ayudará a que tu corazón se abra de nuevo a la esperanza de disfrutar del amor verdadero que, sin duda, mereces.

Para la mente

Si tu intuición te dice que pasaste alguna vida en la Atlántida o que en alguna de tus vidas pasadas fuiste una sanadora que utilizaba el poder de las piedras para realizar sanaciones, la atlantisita te traerá muchas sensaciones e incluso recuerdos en forma de sueños o imágenes oníricas al meditar con y en ella. Cuando te relajes o medites, coloca tu atlantisita sobre tu frente y permite que lleguen imágenes, símbolos, sensaciones. Confía y pregúntale a tu atlantisita para qué haya llegado a tu vida y agradécele haberlo hecho. Recuerda que los minerales de sanación poseen una conciencia mineral que, aunque nada tiene que ver con la consciencia humana, existe una sinergia de comunicación que a nivel de la mente, con los ojos cerrados y en estado meditativo, se produce a través del lenguaje simbólico y de sentimientos.

Para el alma

Si, además, eres terapeuta holística, éste es el momento en el que todas las personas relacionadas con las terapias no invasivas, holísticas y vibracionales estamos retomando nuestro poder y archivos de memoria de cuando éramos médicos del alma en lugares y espacios de tiempo como la Atlántida, y la atlantisita es una de las piedras más especiales para ayudarnos a recordar: sitúa tu atlantisita debajo de la almohada durante varias noches seguidas, utilízala en tus meditaciones colocándola sobre tu plexo cardíaco y permite que todo el archivo de memoria relacionado con tu pasado atlante fluya hacia tu memoria a través de tu intuición.

Para potenciar su energía y belleza, además de limpiarla periódicamente sumergiéndola en una infusión de salvia fría, dale «baños de pétalos»: sitúa tus atlantisitas sobre pétalos de rosas rojas y cúbrelas con más pétalos. Déjalas así durante unas horas. Te sorprenderá su brillo, su luz y su energía.

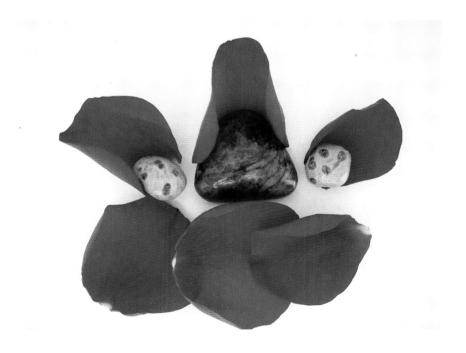

Chaorita y sugilita

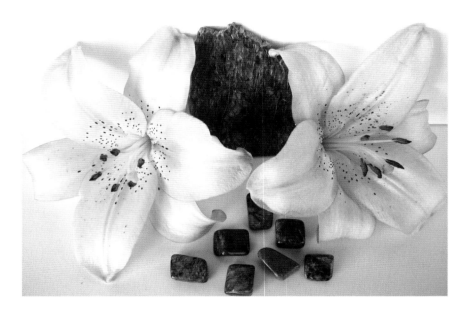

Dentro de la gama cromática púrpura violácea, la chaorita y la sugilita son, como cristales de sanación, de los más efectivos para nosotras las mujeres; incluso en ocasiones se pueden confundir por su parecido, aunque para distinguir una chaorita de una sugilita sólo tienes que apreciar el color más sutil y cristalino de la sugilita frente al más intenso y con inclusiones negras o blancas de la chaorita. Además, ambas son complementarias: la sugilita de energía más sutil y la chaorita de energía más material. En ocasiones, a la sugilita se le llama luvilita debido a la zona alpina donde se descubrió: Luvulz y, en joyería, se llama Lazelle Royal. La sugilita procede de África y Japón, mientras que los principales yacimientos de chaorita se encuentran en Rusia.

Para el cuerpo

En los últimos años, la sugilita ha sido mencionada por sanadores, curanderos, videntes y médicos de medicina alternativa y complementaria de todos los confines de la Tierra para el tratamiento holístico de enfermedades diagnosticadas por la medicina alopática como terminales tales como el sida o el cáncer. Igualmente, la chaorita se ha recomendado en estos casos como piedra de compañía por su capacidad de vigorizar la fuerza interior, ya que no existe sanación posible ni alquimia física si no hay esperanza y confianza en el propio poder interior para que el cuerpo pueda transmutar y liberar el origen de una enfermedad diagnosticada como grave, sobre todo si se ha entregado el poder personal hasta el punto de dejarse morir. Puede ser que desde el plan del alma haya finalizado el viaje de experiencias en el actual cuerpo en la materia pero la ley de oportunidad o dios/diosa siempre apoya nuestras decisiones. Estoy convencida de que las personas con proyectos y sin miedo a superar lo que sea no entregan su poder a un diagnóstico, sino que son capaces de realizar los cambios y reajustes que desde el plan de su alma pueden llevar a cabo para seguir viviendo en un cuerpo sano muchos más años de lo que un diagnóstico médico puede vaticinar. Cuando esto ocurre (la sanación), la medicina dice que es inexplicable. La religión afirma que es un milagro. Y yo digo que es la energía de misericordia interior quien ha hecho posible que la ley de oportunidad fluya con más fuerza que nunca, y la sabiduría del cuerpo, la mente y el alma se alineen de nuevo para recuperar la salud. No hablo por hablar. Cuando tenía 29 años me diagnosti-

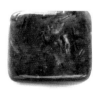

caron una metástasis de útero, o sea, cáncer. Lo primero que sentí fue pánico, lo segundo indefensión, lo tercero rabia y lo cuarto que sentí fue la tentación de abandonarlo todo y dejarme morir en casa de mis padres sin más.

Este estado de animo duró cuatro horas, tras las cuales me fui en busca de una segunda opinión a la consulta de un medico naturista que me hizo un diagnóstico del iris y me pautó una lista de cosas que hice a rajatabla. Resumiendo, estoy aquí. A los 33 años nació mi hijo y actualmente estoy camino de los 50, sigo conservando mi útero y mi bienestar físico. Por aquel tiempo, yo no conocía las maravillas de

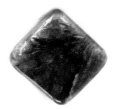

la sugilita ni de la chaorita pero te aseguro que actué como si llevara puesta encima una tonelada de estas dos piedras, por tanto, permití que esta vibración transmutadora y liberadora actuaran en mi cuerpo, mente y alma. Efectivamente la vibración de estos dos cristales de sanación es la de la fuerza transmutadora del fuego violeta de consciencia en su manifestación púrpura. El púrpura es la vibración cromática de la misericordia, primer paso previo a la alquimia de la trans-

mutación. Transmutación quiere decir entrar en un cambio de proceso alquímico donde se puede permutar lo negativo en positivo: la enfermedad en enseñanza y comprensión; ésta es la esencia de la misericordia hacia una misma para poder liberarse de una posibilidad de muerte como es el cáncer.

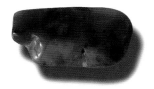

Para la mente

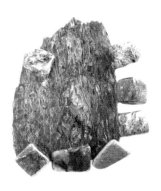

Se define a la chaorita como una de las piedras psíquicas por favorecer los estados de conciencia mentales que permiten desbloquear archivos de memoria celular donde se ecuentra la causa de una enfermedad diagnosticada como grave: el pasado no se puede cambiar, pero si se comprende lo que aconteció se produce por añadidura una liberación de la energía encapsulada que ha podido ser la causa de atracción de dicha enfermedad. Toda enfermedad encierra un aprendizaje. Éste implica que cambiemos nuestra actitud mental, pues de la mente dependerá que el cuerpo reaccione y libere el patrón de muerte por el de vida. No es fácil, pero sí es posible, ya que hoy en día tenemos suficiente información, recursos y avances médicos como para que la palabra cáncer no asuste como aterrorizaba hace unos años. Una mujer asustada tiene todas las posibilidades de atraer lo que más teme. Si te han diagnosticado un tumor, no te asustes; ya sé que es un diagnóstico de muerte, pero dentro de ti hay mucha más vida que muerte y nadie puede conocer mejor tu cuerpo que tú. Pero no se trata del cuerpo: lo importante ahora es la mente, y debes hacer todo lo posible para positivizar tus pensamientos. Céntrate en la información de resultados positivos que puedes encontrar en asociaciones, libros, medicina alternativa y mujeres valientes que siguen vivas y no des crédito a los resultados de quienes abandonaron la esperanza y atrajeron lo que más temían. La chaorita y la sugilita te pueden ayudar desde el reino cristalino:

te aportarán su vibración transmutadora para que psicológicamente estés preparada para cambiar. Tu intuición se fortalecerá, tus recursos a través de hechos sincrónicos te llevarán a conocer a las personas y remedios adecuados para superar lo que con el tiempo sólo será una pesadilla ya superada. Te lo aseguro.

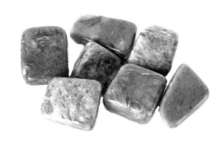

Para el alma

¿Cuál crees que es el plan de tu alma? Sí, efectivamente, apoyarte siempre. Por tanto, desde los planos espirituales siempre estará a tu disposición toda la energía necesaria para que hagas con tu vida lo que tú quieras. Si te dejas vencer, quien ganará será la enfermedad. Si decides luchar y aprender, entonces la enfermedad habrá cumplido su plan de aprendizaje y se transmutará en fuerza y valentía interior y cada día de tu vida se manifestará el amor a la vida con más creatividad, con más aprecio por las cosas sencillas en las que las mujeres somos sabias y expertas.

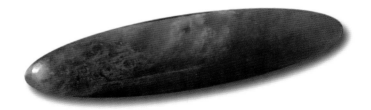

Tratamiento con sugilitas y chaoritas: tanto de manera preventiva como de tratamiento holístico, lleva contigo una sugilita o una chaorita de vez en cuando como colgante, sobre tu corazón.

En el caso de que sientas que necesitas integrar su poderosa vibración púrpura-violeta, adquiere varios cantos rodados tanto de sugilitas como de chaoritas y realiza periódicamente este autotratamiento: necesitarás una sugilita de forma aplanada mediana-grande para situarla sobre tu vientre,

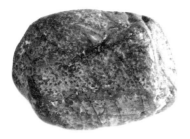

sobre la zona del ombligo (ahí se ubica el centro de nuestro sistema linfático). Necesitarás varias sugilitas más para situarlas en los empeines de los pies. Sobre cada rótula, sobre cada ingle, sobre el hueso pélvico, sobre el plexo solar, sobre el corazón, en el esternón (en la zona de la glándula timo), sobre la garganta, sobre cada hombro, una para cada mano, (sí, ya sé que son muchas, pero confía que valdrá la pena) y ahora, las chaoritas: un canto rodado aplanado para la nuca, otra para el entrecejo y una más para tu frente. En tu coronilla puedes colocar lo que prefieras, una chaorita o una sugilita. En el lugar donde vayas a estar tumbada cómodamente, enciende un incienso y una vela de la fragancia y el color que prefieras. Pon música de relajación, preferentemente y, si te gusta, de mantras (la energía de los mantras es totalmente reparadora y sanadora del entramado áurico, pues son cantos en lenguaje sagrado, son palabras de poder que sanan). Una vez que hayas colocado todas las piedras, trata de no pensar en nada, sólo siente la energía de estos minerales tan femeninos y poderosos. Permite que tu mente viaje con el sonido y los cantos mántricos. Realiza este tratamiento a diario, tantos días como sientas necesarios y confía en que tu intuición te irá sugiriendo cuándo debes ir espaciándolos. Recuerda que la constancia hace milagros. También es muy revelador llevar un diario de sensaciones donde puedas anotar cada día lo que vas sintiendo y experimentando.

Tras cada sesión, limpia tus piedras con agua, a la que habrás añadido una infusión de salvia. Seguidamente, colócalas durante una hora debajo de una pirámide de papel. Y también, de vez en cuando, sobre las puntas violetas de una drusa de amatistas. En el caso de notar que tus chaoritas y sugilitas pierden vitalidad o brillo, te recomiendo que les proporciones tratamiento

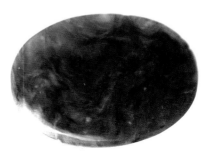

cromático utilizando una linterna, a la que puedes ponerle un papel de celofán violeta, o emplear las que venden ya con varias lentes coloreadas (en tiendas de material deportivo). Aplica a cada una de ellas la luz coloreada en violeta mediante pases circulares (tanto en sentido horario como antihorario) durante unos segundos.

Las piezas grandes de chaorita o sugilita te pueden servir para tenerlas por la casa o lugar de trabajo a nivel ornamental; su energía irá emitiendo su vibración sanadora hacia tu aura.

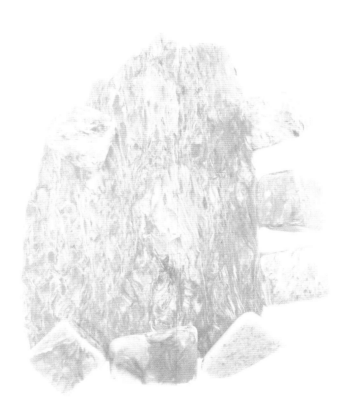

Citrino alma

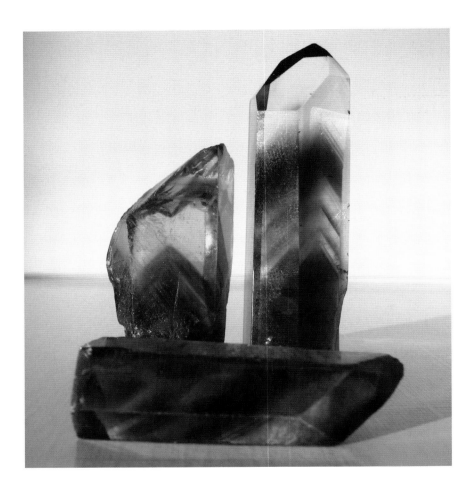

El citrino alma es un cuarzo muy especial, puesto que fusiona la energía solar propia del cuarzo citrino, el poder protector y liberador del cuarzo ahumado y la capacidad para llegar al interior de una misma, propia de la maestría del cuarzo con alma.

Éste es uno de los cuarzos más sanadores y reveladores que está llegando a nuestras manos desde hace relativamente poco tiempo, ya que hace años era muy difícil encontrarlos y, actualmente, resulta mas fácil adquirirlos en las tiendas o ferias especializadas.

Para el cuerpo

Su peculiaridad como cristal de sanación es la ayuda vibracional que nos aporta a las mujeres, a quienes nos interesa fortalecer nuestra autoestima, para realizarnos tanto personal como profesionalmente y liberarnos de todo tipo de limitaciones almacenadas en nuestro plexo solar, centro vital de nuestra energía proyectiva para la realización de nuestras metas y proyectos.

A nivel físico, el citrino alma nos aporta la vibración energética necesaria para comprometernos con nosotras mismas en la recuperación de la salud o en el compromiso de un régimen o en dejar algún hábito alimentario o conductual que nos esté perjudicando. Se aplica sobre la zona del plexo solar durante 10-20 minutos después de las comidas, ayuda a eliminar líquidos con más facilidad y a que las digestiones no sean pesadas.

Debido al estrés o a una situación estresante de responsabilidad laboral o familiar, puede que la energía limitadora o de miedo incida sobre la zona renal: en este caso, se necesitan dos cuarzos citrinos alma para poder realizar el siguiente autotratamiento: tumbada y relajada, sitúa sobre la zona ovárica ambos cristales, uno en cada lado, y céntrate en tu respiración o, si has puesto música, déjate llevar por el sonido. Pasados unos 12 minutos, sitúa ambos cuarzos en la zona de tu cresta ilíaca (cadera) en la zona del contorno de tu espalda, lo más cerca a los riñones que puedas sin que te cause incomodidad y déjalos actuar sobre esta zona durante otros 12 minutos, más o menos. Repite esta sesión durante tres días seguidos y luego ve espaciando las sesiones según vayas encontrándote mejor.

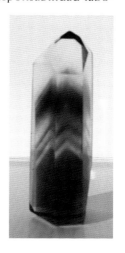

Para la mente

La energía propia del cuarzo citrino alma es un estimulante vibracional hacia la confianza, la alegría, la esperanza y el entusiasmo para realizar todo lo que nos apasiona e ilusiona y que, sin embargo, sentimos que nuestro potencial está frenado o que las circunstancias externas no nos son del todo favorables. Es como si supiéramos que contamos con todos los factores para alcanzar las metas que queremos, pero algo falla, sobre

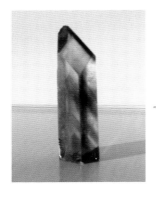

todo si por experiencias pasadas hemos perdido la confianza en que todo va a salir bien y, sin darnos cuenta, es una misma la que atrae lo que teme: que algo no salga bien. Bueno, pues de eso se trata: el cuarzo alma puede convertirse en el talismán temporal que necesites para superar esta tendencia que no reside en otra parte más que en tu mente debido a experiencias pasadas. Evidentemente ningún cristal hace milagros en sólo unos minutos: recuperar la confianza y el merecimiento, fortalecer la autoestima y confiar en que las metas y proyectos se van a conseguir con facilidad llevará algo de tiempo y sobre todo constancia. Procedimiento: toma una cartulina blanca y escribe con letra grande en la parte superior el proyecto o meta que quieres llevar a cabo. Luego traza una línea vertical que divida en dos partes la cartulina. En el lado derecho ve anotando todo lo que está a tu favor para conseguirlo y, en el lado izquierdo, todo lo que tu crees tener en contra para su consecución.

A continuación y en posición sentada delante de la cartulina, toma tu cuarzo citrino alma y sitúalo sobre la zona de tu plexo solar. Cierra los ojos y haz tres respiraciones profundas para serenar la mente. Seguidamente, abre los ojos y lee lo que has anotado en la parte izquierda, los impedimentos: siente si algo ha cambiado.

Si todo sigue igual, si sigues creyendo que éstas son cuestiones insalvables, vuelve a cerrar los ojos y respira con la intención de que en cada inhalación el cuarzo citrino alma te aporte fuerza, valor y poder y en cada exhalación, a la vez que expulsas el aire, deshazte también de los impedimentos y dudas que has anotado. Poco a poco sentirás que la mayoría de obstáculos sólo estaban en tu mente y que se van a ir disipando para dar paso a una mayor confianza en que puedes lograr lo que te propones. Por la noche, coloca tu citrino alma debajo de la almohada y duérmete pensando y sintiendo que a través de los sueños recibirás fáciles soluciones para conseguir realizar tus proyectos.

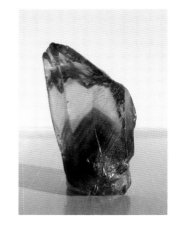

Para el alma

El citrino alma es uno de los cristales de sanación más poderosos que podemos emplear las mujeres en nuestro trabajo personal de liberarnos de antiguos mensajes de culpa o sentimientos de inadecuación, inferioridad e inseguridad. Meditando con él, lograremos liberarnos de recuerdos dolorosos de tristeza que impiden tener la seguridad y el poder personal que cada una de nosotras merece.

Procedimiento: elige un día de la semana en el que no tengas que estar pendiente de la hora y que puedas dedicarte un tiempo de regalo para ti misma sin interferencias de ningún tipo. Toma el álbum de fotos y míralas como si fuera la primera vez que las ves, permitiendo que tu alma te hable a través de cada momento atrapado en la imagen de la fotografía: si lo que sientes en tu corazón es alegría, alégrate.

Si lo que llega a tu corazón es tristeza o pesar: libéralo. Pídele al alma de tu citrino que te ayude a liberar o poner luz de consciencia en todo lo que ya pasó. No puedes vivir con pesos: libéralos. Respira, canta, baila, sonríe por la oportunidad de ser tu misma quien rescriba tu propio guión de vida y confía en que tu alma, tu espíritu, tus guías y todos los Devas de los cristales de sanación te están apoyando para que de tu plexo solar libe-

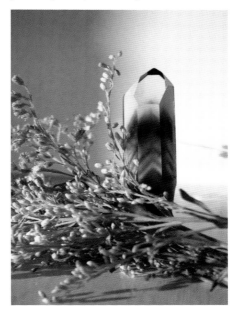

res la posible carga que soportan los recuerdos tristes. Repite este ejercicio cada vez que lo sientas: recuerda que la meta es vivir celebrando la vida, sin pesos, en la eternidad, es decir, en tu momento presente, pues ése es nuestro tesoro, el de todas las mujeres; saber poner luz donde creíamos que había penumbra.

Para que tu cuarzo citrino alma se mantenga en unas perfectas condiciones energéticas, sólo tienes que sumergirlo de vez en cuando en agua y sal. Para su revitalización, sitúalo periódicamente cerca de flores amarillo verdosas.

Cobaltocalcita

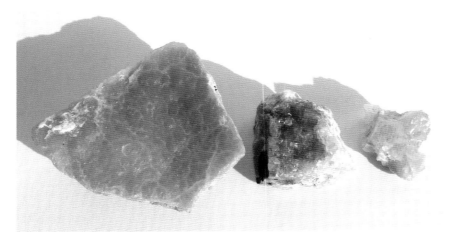

La cobaltocalcita se está abriendo paso entre los terapeutas de cristales desde hace algunos años. Es un mineral de una extraordinaria coloración fucsia que varía, tal y como muestra la fotografía superior, según su lugar de procedencia y desarrollo. Su apariencia, tal y como muestran las fotografías, puede ser muy cristalina o muy opaca, dependiendo de su lugar de desarrollo. Su vibración, como irás viendo, es totalmente especial para nosotras las mujeres.

Para el cuerpo

A nivel físico, la cobaltocalcita ejerce un efecto estimulante y calmante a la vez. Estimulante porque su vibración es de pura vitalidad, y calmante porque, a la vez, ejerce una acción sedante sobre la zona del cuerpo donde quieras situarla para recuperar tu bienestar, como por ejemplo, después de un golpe, caída o en el postoperatorio. Se podría decir que a nivel físico estimula serenamente. La forma de situarla sobre el cuerpo será colocando la parte de color en contacto directo con la piel o ropa preferentemente blanca. (La radiación cromática del blanco es neutra y permite que la vibración del mineral en cuestión sea más efectiva.)

Si se coloca sobre el chakra del corazón, aporta equilibrio emocional, sobre todo en etapas de tu vida en las que sientas que has sido tratada injustamente o tengas dudas de tus posibilidades de ser amada y/o merecer amor.

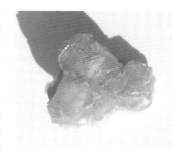

Para cuestiones profesionales o vocacionales, sitúala durante una temporada, unos minutos al día, sobre tu chakra del plexo solar e imagina en qué y cómo te gustaría trabajar, expresarte vocacionalmente, cuáles son tus mejores cualidades para desarrollarlas en el ámbito profesional.

En el caso de estar pasando por una etapa de enganche o desequilibrio emocional, sitúa la cobaltocalcita sobre tu chakra emocional (ombligo) durante unos minutos al ir a acostarte, antes de dormir; en unos días sentirás que tus ideas se van aclarando y, además, te despertarás con una renovada confianza en ti misma.

Al igual que otras piedras de coloración rosado-fucsia, la cobaltocalcita ejerce una poderosa vibración para regenerar los tejidos de una cicatriz y evitar que se forme una excesiva capa queratolítica en la misma.

Para la mente

La cobaltocalcita posee un intenso color fucsia afín a la energía de luz muy femenina de la que se dice que siempre que ha encarnado el plano físico de la tercera dimensión ha sido mujer. Ella es Kwan-Yin, también conocida como la Diosa de la Compasión y se la venera con los nombres de: Tara Blanca, Hsi Wang Mú, Madre Dorada, Diosa de la Compasión, etc. Se dice de ella que emitía con su presencia una radiación fucsia de misericordia cuando abrazaba, ya que éste era uno de sus métodos de sanación, sobre todo en las mujeres y niños, especialmente niños huérfanos y mujeres embarazadas. En este sentido, cuando una mujer se siente desvalida, como una niña pequeña sin rumbo, la poderosa, guerrera y misericordiosa

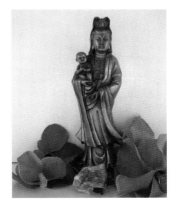

Kwan-Yin se hace presente energéticamente y, si se la invoca con amor y confianza, se puede sentir su energía, su apoyo, su proximidad.

Si tienes hijos pequeños y tu tendencia es preocuparte, te irá muy bien relajarte unos minutos al día, con los ojos cerrados, y colocar una cobaltocalcita sobre tu entrecejo durante unos minutos. Casi inmediatamente sentirás paz, sosiego y fuerza para seguir adelante en tus circunstancias personales como madre.

También puedes colocar piezas de cobaltocalcita medianas o grandes al lado de las fotografías de tus niños. A nivel energético, la radiación de este suave mineral les fortalecerá su energía áurica.

Para el alma

La vibración cromática fucsia se define, a nivel espiritual, como la energía de la misericordia. La misericordia es la fusión del amor incondicional con la compasión; es el amor en acción.

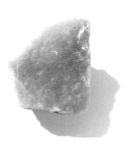

Éste es uno de los minerales que se sostienen entre las manos al meditar sobre asuntos relacionados con la petición de ayuda de sanación para una misma o por alguien amado que se encuentra enfermo, especialmente si es un bebé o niño pequeño o si todavía no ha nacido.

Entre flores, cuando quieras recargar energéticamente tu cobaltocalcita, puedes limpiarla con un paño humedecido en una infusión fría de salvia y secarla cuidadosamente y, a continuación, dejarla unas horas sobre pétalos de flores de color fucsia, como muestra la fotografía.

El incienso que mejor combina con la vibración de la cobaltocalcita es el de sándalo, por adecuarse a la perfección a la vibración de la cobaltocalcita: sanación y equilibrio emocional, potenciador de la espiritualidad y la limpieza/purificación del chakra corazón y emocional.

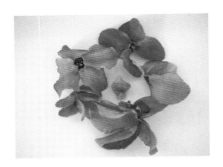

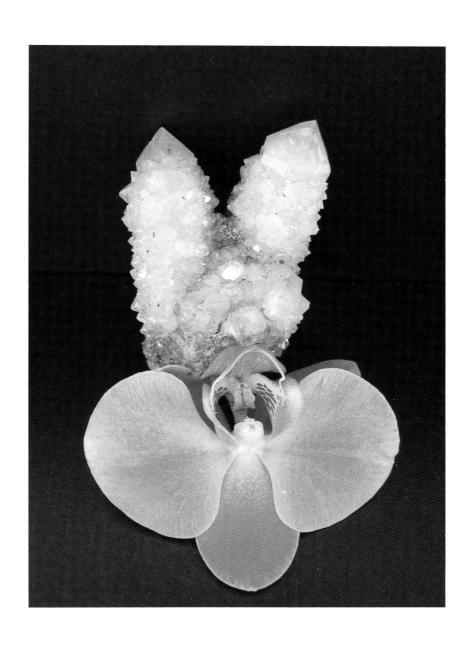

Cuarzos para nosotras

Cuarzo cactus

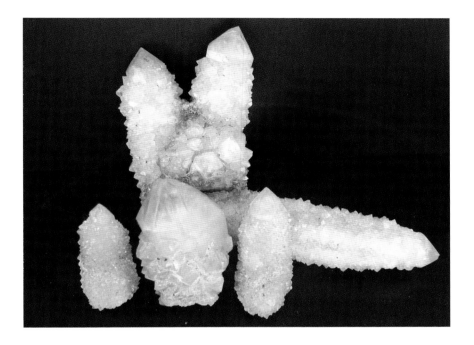

La mayoría de los cuarzos, por su forma y poder energético, se consideran masculinos. Pero como en todo, hay excepciones, y aquí tienes una de ellas: el cuarzo cactus o semilla, también llamado cetro de las hadas, cuarzo espíritu, cuarzo germinado, entre muchos otros nombres que hacen referencia a su peculiar estructura.

Según su formación de crecimiento, su tonalidad puede ser lila, rosada, violeta, dorada, amarillenta, transparente o ferrosa.

Su cuerpo puede ser alargado, presentar fusión con otros cuarzos, aplanado, o tener forma estrecha o ancha, pero, de cualquier modo, originalmente bellos como los que tienes en la imagen.

Hace relativamente poco que estos cuarzos mágicos se ecuentran en las tiendas y negocios de minerales y adivina a quién les llama poderosamente la atención. Efectivamente, a nosotras.

Veamos por qué.

Para el cuerpo

Una de sus cualidades más destacadas es aportar gran vitalidad a nivel físico si los sostenemos durante unos minutos entre nuestras manos, a la vez que permanecemos con la mente serena, los ojos cerrados y realizamos de 3 a 12 respiraciones pausadas y profundas; la sensación obtenida será de

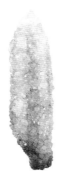

relax y bienestar. También puedes realizar el siguiente tratamiento: elige una música de relajación que sea de tu agrado, que te transporte con la imaginación a lugares bellos. Enciende un incienso de orquídeas o de sándalo. Tiéndete boca arriba cómodamente y coloca tu cuarzo cactus sobre tu corazón; siéntelo, siente su energía y permite que se impregne con el latido de tu corazón. Pasados unos minutos, colócalo sobre tu hueso pélvico unos minutos más, el tiempo que te indique tu intuición. Después, sitúalo sobre la zona de tu ombligo unos minutos más. A continuación sobre tu plexo solar y después déjalo unos minutos más sobre tu garganta, más tarde sobre tu entrecejo y, para finalizar, los últimos minutos, sobre la zona de tu coronilla. Estoy segura de que no sólo te encontrarás revitalizada después de tu sesión, sino que también te mostrarás optimista y vital.

Para la mente

Este cuarzo es uno de los regalos de la madre naturaleza para nosotras, las mujeres mágicas. Cuenta una antigua leyenda celta que, en los tiempos en

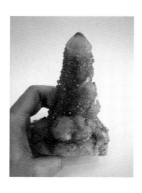

los que la amistad entre hadas y mujeres de sabiduría era algo cotidiano y enriquecedor, también había un problema que causaba consternación: las hadas vivían (y viven) en otro nivel de temporalidad, y las mujeres humanas envejecían y morían, al mismo tiempo que las hadas conservaban su juventud y belleza intactas. Además, la mayoría de las hadas se enamoraban de humanos y este problema llegaba a ser dramático. Tanto el reino dévico como el reino humano, decidió dolorosamente que lo mejor era ir alejándose y dejar de relacionarse, pues el abismo del tiempo siempre terminaba causando dolor. Y así, las hadas pasaron a vivir sólo en los cuentos de hadas y en la imaginación. Sin embargo, todas las mujeres mágicas sabemos que las hadas existen. Y no sólo eso; algunas de estas hadas decidieron dar el salto evolutivo y experimentar la encarnación humana

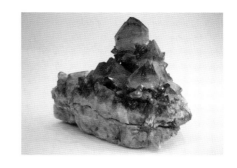

renunciando a la casi eternidad de su mundo para experimentar la vida de la tercera dimensión convertidas en mujeres de carne y hueso. ¿Te suena todo esto? ¿Tienes muchas amigas (o tú misma) que se enamoran de hombres mucho más jóvenes que ellas? ¿Te dicen con frecuencia que no aparentas los años que tienes? Pues te sigo contando, amiga hada. Una mujer que ha vivido en el reino de las hadas alguna de sus vidas, necesita imperiosamente sentir que es libre, independiente y, aunque es capaz de amar apasionadamente, si nota que sus alas se están plegando hará todo lo posible para recuperar su libertad, su brillo y su luz; no se quedará en la comodidad de una relación rutinaria ni le importará qué dirán, ni empezar de nuevo, ni la soledad.

Una mujer que ha sido hada antes que humana posee una compasión conmovedora que le hace comprender, abrazar y querer a casi todo el mundo y huye de quien no la comprende y le falta al respeto atreviéndose a reírse de su sensibilidad. Una mujer-hada tiene mil complejos, pues no se siente adecuada en el fondo de su corazón humano ya que sabe que se le ha olvidado volar y ponerle color a las flores, hablar con los pájaros y las nubes y, por eso, le aúlla a la Luna y le canta al viento, a quien imita a la perfección.

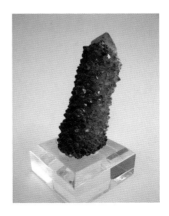

Este cuarzo, tan mágico, era y es uno de los seres cristalinos preferidos de las hadas, pues parece una flor de cristal. Puedes encontrarlo alargado, redondeado, ancho como un pequeño castillito, estrecho como un dedo, en forma de drusa de varios ejemplares juntos, en color translúcido, brillante y transparente, en tonalidad lila o violeta... pero tu corazón de hada-mujer lo reconocerá al instante.

Para el alma

Se dice de estos cristales que fueron sembrados en el interior de la tierra en la época de la Lemuria (civilización más antigua que la Atlántida) con el fin de que volvieran a aparecer a la superficie en la era de Acuario para que regresaran a las manos de las personas que sabían valorar y desplegar su potencial sanador.

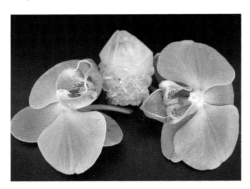

Todos los cristales de sanación son bellísimos, pero éste posee un especial atractivo que conmueve y te hace sonreír con tan sólo mirarlo, tenerlo cerca; es como si desde el nivel mas sutil de tu alma se estableciera un puente hacia la estructura de este cuarzo especial que consuela y da ánimo con su belleza.

Para mantener su luz, brillo y vitalidad, además de sumergirlo periódicamente en agua y sal y darle baños de luz diurna en el exterior de tu casa durante las primeras horas de la mañana, te sugiero que siempre que puedas, sitúes tu cuarzo cactus entre orquídeas de tu color preferido. Las orquídeas, por su energía de forma, tienen mucha afinidad con la realidad de las hadas; además, es una de las flores más originales y exóticas, al igual que este cuarzo-flor cristalino.

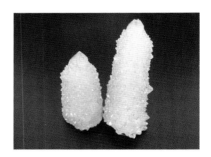

Cuarzo diosa Avalon

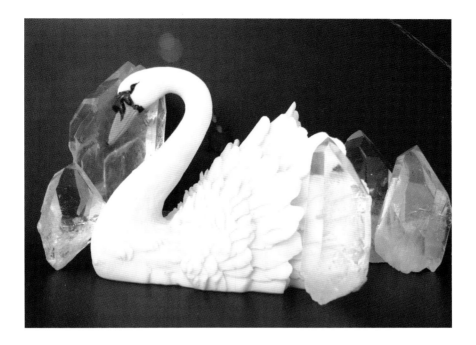

Este maravilloso cuarzo se llama también «cuarzo de la fertilidad» pero no sólo te será útil si estás esperando ser mamá o quieres quedarte embarazada, ya que sea cual sea tu edad y circunstancias, su energía te aportará la cualidad de gestar ideas, proyectos, planes, ilusiones, sueños… y te ayudará a que los realices.

Su energía es la de la gracia, por eso, en la fotografía está el cisne, emblema de la gracia y de la diosa más brillante, la diosa celta Briget. De todos los cuarzos, el cuarzo diosa Avalon es el más femenino y poderoso para nosotras las mujeres.

Físicamente es un cuarzo que parece estar «embarazado» ya que muestra su parte más sobresaliente, abultada exageradamente en comparación con los demás lados, y este rasgo en su forma se evidencia tanto que lo advierte cualquier persona que lo sostiene entre sus manos.

Para el cuerpo

Hace muchos años descubrí este cuarzo y su maestría mientras estaba en Glastonbury (Avalon) en Inglaterra, realizando un trabajo con un grupo de mujeres de mis cursos. La noche anterior le había pedido ayuda a la diosa, pues en dicho grupo, además de una mujer embarazada, la mayoría estaban en procesos de «gestación»: una de ellas se había apuntado al viaje para fortalecer su voluntad y decisión para poder finalizar una dolorosa relación sentimental, otra quería lo mismo, pero para iniciar un negocio, otra terminaba de abortar voluntariamente, otra más llevaba en la maleta un diagnóstico de cáncer cerebral y otra decidió hacer el viaje para sobrellevar mejor el duelo de haber perdido a su madre recientemente tras una larga enfermedad. Una de las más jóvenes del grupo estaba seriamente acomplejada por su sobrepeso y no se sentía ni atractiva ni femenina. Otra era una silenciosa y sensible lesbiana que no se atrevía a vivir su tendencia sexual abiertamente.

Yo llevaba ya años llevando grupos allí dos veces al año y no se había dado el caso de que el grupo estuviera formado exclusivamente por mujeres y, además, mujeres en procesos gestantes tan definidos y diferentes. Por eso, la noche anterior pedí guía a la diosa. Por la mañana, antes de iniciar los rituales iniciáticos que allí guío, me dirigí a una tienda con la intención de comprar incienso, pero lo que me llevé fue mi primer cuarzo diosa Avalon, pues su luz me deslumbró, y siento que fue el cristal quien me eligió a mí y no al contrario. Durante todo el día, llevé conmigo este cuarzo después de limpiarlo con agua sagrada del lugar (pozo del Cáliz) y sintonizarlo con el

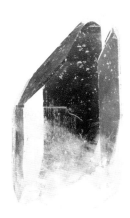

latido de mi corazón. Por la noche, mientras guiaba algunos ejercicios de relajación, sentí que, si lo situaba sobre la zona del corazón de algunas mujeres, el efecto físico era de liberación sin llanto, pero se realizaba una sanación física como si los nudos energéticos que estaban atenazando alguna o varias vísceras del sistema digestivo se liberasen. Desde esta experiencia, hace ya 4 años, he ido tomando nota de toda la maravilla que este cuarzo maestro me enseña, y también algunas de mis alumnas han corroborado los resultados.

Para la mente

Además de aportarnos ayuda liberadora para el cuerpo deshaciendo posibles bloqueos que impiden nuestro proceso digestivo, la interacción con el cuarzo diosa Avalon permite que también alumbremos y nos desembaracemos de ideas que no son nuestras, pero que en nuestra mente viven limitándonos y que se instalaron cuando éramos pequeñas, vulnerables e influenciables, pero... ha llegado el momento de dejarlas partir. A este proceso yo le llamo parto mental liberador, ya que implicará un período de tiempo en el que, con valentía, dejaremos partir aquellas ideas limitadoras que han sido una especie de mentira personal que ha impedido que nuestra auténtica luz brille; básicamente son miedos, dudas, prejuicios y tabúes heredados de nuestras ancestras, de nuestra cultura y de nuestra sociedad de amplia tendencia patriarcal. Si de pequeña te considerabas un patito feo y con los años te has ido dando cuenta de que en realidad eres un maravilloso cisne... este cuarzo «preñado» puede convertirse en tu piedra personal de compañía para mucho, muchísimo tiempo.

Si en tu pensamiento arraigó la semilla de una idea, de un proyecto personal, ve dándole forma en tu mente mientras sostienes en tus manos a tu cuarzo diosa Avalon; te aseguro que llegarán más ideas, más facilidad, más seguridad y que empezarán a sucederse situaciones sincrónicas para que puedas llevarlo a la práctica. Así es de poderosa la energía de este cuarzo maestro.[*]

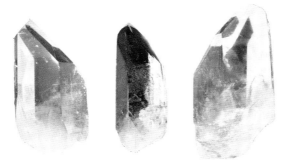

*   Los siguientes párrafos pertenecen al contenido de las cualidades del cuarzo maestro diosa Avalon de mi libro *Las 27 Maestrías de los Cuarzos Maestros*. He considerado importante incluir aquí el apartado en el que describo todo lo que este cuarzo puede aportarnos a las mujeres. En dicho libro puedes encontrar, además, los diferentes métodos para elaborar el elixir de determinadas flores junto con el cuarzo diosa Avalon, y mucha más información sobre sus propiedades.

Éste es un cuarzo maestro para sanadoras, curanderas, terapeutas que utilizan sus manos y su corazón para aliviar el sufrimiento de sus pacientes.

Como cuarzo maestro personal, te ayuda a sostener y mantener el equilibrio necesario entre la vida interior (meditación, canalización, conexión con guías espirituales, yo superior, ángeles, devas, maestros, etc.) y la vida exterior: realización como terapeuta, celebración de la propia vida, salud, amor y prosperidad sanas.

Procedimiento: antes de empezar la jornada de trabajo, realiza unos minutos de meditación sosteniendo tu cuarzo maestro diosa Avalon entre tus manos, con los ojos cerrados, sintiendo cómo la energía de tus manos se activa y tu chakra corazón se fortalece preparándote para sentirte en la vibración fuerte y poderosa del amor incondicional.

Desembarazarse

Éste es el cuarzo maestro personal para equilibrar la energía del segundo chakra en situaciones en las que por la razón que sea necesites distanciarte, trabajar el desapego de una situación o persona para poder estimar tus circunstancias personales con mayor perspectiva, objetividad y confianza.

Procedimiento: 3 veces al día, encuentra un espacio entre tus actividades que te permita relajarte, tumbarte, y coloca sobre tu vientre el cristal maestro diosa Avalon. Sitúa tus manos sobre el cristal y realiza varias respiraciones profundas y serenas, sintiendo que diriges la respiración hasta la zona del vientre. En pocos minutos notarás una renovadora energía de calma y paz.

El legado de la diosa

Si estás trabajando en tu energía femenina y poder personal a través del legado de la diosa con el trabajo de comprensión de los arquetipos de las diosas, este cuarzo maestro potenciará tu comprensión y reflexión sobre la herencia consciente e inconsciente del legado energético de cada una de las principales diosas.

Procedimiento: en cada visualización, meditación, dramatización o reflexión escrita que lleves a cabo en tu trabajo personal con los arquetipos de las diosas, ten cerca de ti el cristal maestro diosa Avalon, ya sea entre tus manos o en tu altar personal, o simplemente cerca de tu mirada.

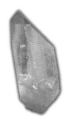

Exceso de empatía

Para recargarte energéticamente ante la necesidad o sensación de haberte desvitalizado, ya sea por un hecho externo (un disgusto, un desengaño, una discusión, una noticia triste, etc.) o por un hecho derivado del trabajo (exceso de trabajo, agotamiento por haberse excedido en el numero de terapias realizadas, haber empatizado en exceso con el sufrimiento de uno o más pacientes, conectarse a la preocupación por alguna terapia u otro motivo relacionado con el trabajo, etc.).

Procedimiento: enciende una vela y un incienso del color y aroma que te guste. Elige una música que sea relajante y túmbate durante unos minutos situando el cuarzo maestro diosa Avalon sobre la zona de tu plexo solar. Realiza varias respiraciones profundas sintiendo cómo tu energía pránica se renueva. Bastarán unos minutos para que tu fuerza interior se revitalice e intensifique.

Meditaciones en el exterior

Para meditar en la naturaleza, cerca del agua, de los árboles frondosos, de noche cuando hay estrellas.

Procedimiento: Cada vez que tengas ocasión de disfrutar de la naturaleza y del cielo estrellado nocturno, lleva contigo tu cuarzo maestro diosa Avalon para que se impregne de la luz de las estrellas y del poder de la noche; recuerda que el cuarzo es, en sí mismo, una poderosa herramienta energética capaz de grabar las vibraciones del lugar con el que resonamos al meditar o relajarnos especialmente en lugares donde la naturaleza es esplendorosa.

Donde el corazón te lleve. Lugares de poder femenino

Cuando viajes a lugares especialmente femeninos y de poder, como cuevas, santuarios de «la virgen», ermitas, manantiales y fuentes donde se registró

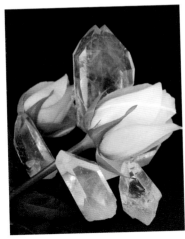

en su día la aparición de una deidad femenina, puedes llevar tu cuarzo maestro diosa Avalon para programarlo y que se impregne de energías telúricas de sanación en estos lugares de poder.

Procedimiento: lleva tu cuarzo maestro diosa Avalon en una bolsita de tela y sácalo cuando hayas elegido un lugar que tu intuición te diga que es especialmente poderoso en el sitio en el que te encuentres: ermita, manantial, cueva, etc.

Además de limpiarlo periódicamente con agua y sal, dale baños de luz diurna (las primeras horas de la mañana sácalo al jardín, a la terraza o al balcón de tu casa); de vez en cuando compra rosas rosadas y coloca tu cuarzo diosa Avalon cerca de ellas para que se impregnen de la vibración tan bella y femenina de las rosas y la suavidad cromática del color rosado.

Damburita

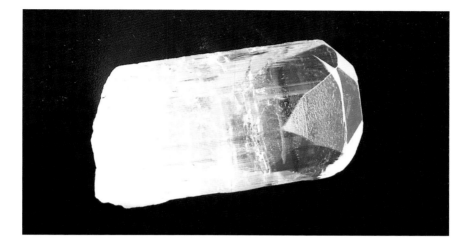

La damburita es uno de los cristales que más podemos valorar las mujeres: su vibración es restauradora tanto para beneficio físico, como para la mente y el alma, como veremos a continuación. Su forma es muy peculiar y, aunque es transparente, algunos ejemplares poseen tonalidades rosadas que le confieren una apariencia más bella, suave y femenina. No es un mineral excesivamente común, pero por tu vínculo con los cristales de sanación estoy segura de que pronto tendrás entre tus manos una damburita.

Para el cuerpo

Los lados que forman el cuerpo de la damburita presentan las estrías propias de los minerales que, a nivel energético, permiten que la energía lumínica circule a una velocidad extraordinaria, lo que quiere decir que a nivel vibracional este mineral posee una gran capacidad regenerativa. Es una de las joyas de la cristaloterapia precisamente por su gran capacidad regeneradora, reestructuradora, para reparar a nivel de entramado bioenergético zonas del cuerpo donde puedas tener una cicatriz (si aplicas su elixir, su aceite macerado o si la colocas periódicamente sobre la misma). En mi libro *Cristales de Sanación* te contaba que la damburita se considera una de las piedras de «eterna juventud» precisamente por esta propiedad de su energía regeneradora.

En el caso de que alguna de tus vísceras, órganos o sistemas físicos estén debilitados por alguna enfermedad o accidente, será muy beneficioso realizar sesiones de imposición de damburitas sobre los 7 chakras.

Procedimiento: necesitarás 7 damburitas de tamaño mediano y similar entre ellas. Una vez a la semana realizarás una autoimposición sobre

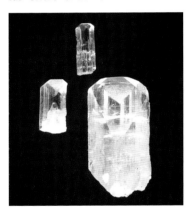

cada uno de tus chakras, tumbada, en estado de relajación, durante 20-30 minutos, colocando una damburita sobre tu hueso pélvico, otra sobre la zona de tu ombligo, la tercera sobre tu plexo solar, la siguiente sobre la zona de tu pecho resonando con el latido de tu corazón, otra sobre la zona de tu garganta, la sexta damburita sobre tu entrecejo y la última rozando tu coronilla. A las pocas semanas sentirás que donde tu cuerpo mostraba debilidad hay vitalidad y bienestar.

Para la mente

La terminación redondeada de la damburita y su forma en general un tanto aplanada la califica como femenina y sus cualidades de aporte energético benefician a los procesos mentales en cuanto a positividad de pensamientos para fortalecer la confianza en ti misma aumentando la voluntad y el estado de ánimo para retomar los asuntos que por el motivo que sea dejaste de lado aun a pesar de hacerte ilusión.

Si en tus meditaciones recibes información de otros niveles de realidad, si dudas de tus canalizaciones o visualizaciones, tu capacidad de discernimiento y la confianza en ti misma a este nivel se verá incrementada si sostienes una damburita en tus manos cuando te dispongas a meditar.

Para el alma

La damburita no es un cuarzo (aunque en su composición
contiene sílice), pero posee una
extraordinaria dureza, ya que
pertenece a la familia de los to-
pacios (la damburita es un mineral muy yin y el topacio dorado
es muy yan), es decir, puedes
limpiarla periódicamente con
agua y sal; sin embargo, recuer-

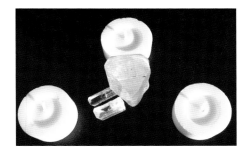

da que es un mineral delicado y, si tuviera alguna pequeña fractura, podría
romperse si lo dejas demasiado tiempo sumergido. La damburita repara el
entramado energético unificando la frecuencia de todos los centros vitales.

Procedimiento: durante 4 semanas, una vez al día, coloca una damburita de tamaño mediano-grande sobre tu plexo solar mientras estás en
posición relajada (preferentemente recostada para no dormirte) durante 7 a
12 minutos. Trata de no pensar en nada y mantener tu atención focalizada
en la respiración y sintiendo cómo, de manera consciente, estás llevando la
energía pránica a la zona de tu plexo solar.

Recuerda que, aunque seas una mujer muy creativa, las ideas que se
conciben (primer chakra) deben tener un espacio-tiempo para gestarse y
alumbrarse (segundo chakra), pero, para que se proyecten y se realicen, la
energía del plexo solar (tu sol) debe estar fuerte, ya que el plexo solar es
el centro vital de consecución de nuestras metas y proyectos tanto a nivel
espiritual como a nivel material. Para mantener tu damburita en perfectas

condiciones energéticas, sitúala periódicamente en el centro de un triángulo
de velas blancas tal y como te muestro
en la fotografía. Asimismo, la vibración
de las flores blancas también le será muy
beneficiosa. Si tus cristales de sanación
están en un pequeño altar permanente,
recuerda que nunca falten flores y, de
vez en cuando, que sean blancas por su
vibración cromática de belleza e impecabilidad.

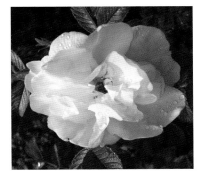

Fluorita esférica

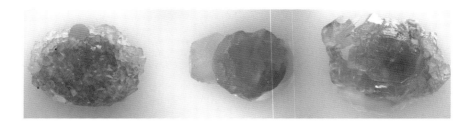

Para el cuerpo, para la mente, para el alma

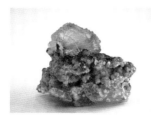

La fluorita esférica no es un mineral económico, pero te aseguro que la inversión que realices valdrá la pena al adquirir la que «lleve tu nombre». Me refiero a que, desde tu intuición, sentirás al verla que será uno de tus cristales de sanación favoritos. Su energía te beneficiará tanto físicamente como a nivel del pensamiento, así como en tu energía sutil. Generalmente, son piezas de gran tamaño: no será un mineral para colocártelo sobre el cuerpo, aunque sí podrás situarlo en tu regazo, como si se tratara de un bebé estelar, y meditar con él; te transportará a espacios del sintiempo y reforzará tu vínculo con el reino cristalino. Te descubrirá dimensiones que sólo tu corazón conoce y te guiará a lugares que no están en ningún lugar conocido.

En cuanto a su color, igualmente será tu intuición quien te guíe para sentir cuál es el que mejor combine con tu momento presente y te ayudará a situarte en tu presente eterno. Recuerda, amiga, estas palabras, porque lo

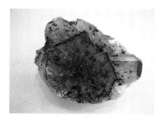

que estás leyendo son mucho más que palabras; cuando vivas la experiencia de la fluorita esférica recordarás lo que estás leyendo aquí.

Éste es un mineral para mujeres soñadoras y prácticas, para mujeres guerreras de la paz, para mujeres que han hecho de su vida un prodigio a pesar de sus circunstancias y han logrado burlar a un destino que preveía rutina, mediocridad y aburrimiento. ¿Por qué? Pues la respuesta está nuevamente en tu corazón ¿eres una mujer que se ha conformado con lo que en apariencia la vida le ofrecía? No, ¿verdad? Pues ésa es la respuesta, por eso precisamente la fluorita esférica muy pronto (si no está ya) estará presente en tu templo, es decir, en tu hogar, en un lugar preferente donde reparará tu mirada cada día y cada noche, donde te llenas de tu propia esencia, donde tu energía se expresa en cada detalle, en cada rincón.

Puede que la encuentres asociada con otros minerales e inclusiones metálicas, puede que no sea una esfera perfectamente redonda sino, una drusa de contornos suaves, redondeados; puede que esté en el centro o en el límite de una drusa de puntas de cuarzo o de minúsculas fluoritas cúbicas... lo importante es que su forma te resultará muy femenina, puesto que su tendencia física es la suavidad, lo circular y esférico, la delicadeza de color y, sobre todo, la pureza y la fuerza que transmite, como nosotras, las mujeres de corazón cálido y valiente.

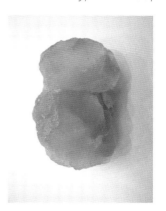

Para su cuidado, recuerda que, aunque esté asociada con el cuarzo, la fluorita es un mineral mucho más blando que no admite la inmersión en agua-sal, pues perdería su delicado brillo. Puedes limpiarla con una infusión fría de salvia y secarla rápidamente. Para recargar su energía, puedes situarla debajo de una pirámide de papel durante unas horas y también, de vez en cuando, puedes colocarla en el centro de tres velas de su mismo color.

Goetita

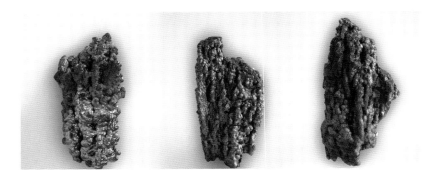

La goetita es óxido ferroso. Esto quiere decir que nos aporta arraigo, coherencia y, a la vez, por su colorido, magia. Como todos los cristales de sanación multicolores, nos conecta con la energía de la alegría.

Para el cuerpo, para la mente, para el alma

Básicamente, la goetita es un mineral ornamental: su belleza de forma y color posibilita que se pueda tener sobre estanterías o lugares de nuestro hogar o trabajo donde «nos alegre la vista». Pero las goetitas de tamaño pequeño podemos utilizarlas para realizar sesiones de imposición de cristaloterapia: por su gran contenido en hierro, la goetita la podemos situar sobre cualquiera de nuestros centros vitales como desbloqueador de posibles nudos que pudieran haber sido provocados por alguna circunstancia de tristeza, pesimismo o desánimo y que se manifiestan físicamente como apatía. Una goetita llevada como colgante es un escudo energético de protección que transmutará la posible energía negativa del ambiente, circunstancias o personas de intenciones dudosas.

La goetita ha sido muy valorada desde siempre por las mujeres como piedra mágica en los rituales de petición de deseos, sobre todo en fechas especialmente dedicadas a la diosa en culturas paganas, básicamente celtas. Dentro del ritual, la goetita se sitúa sobre el altar como una pieza clave representativa de la madre tierra y se le otorga el atributo de arraigar la energía de facilidad para la consecución de lo que se está celebrando. Espero que te resulte interesante el siguiente resumen de las principales celebraciones celtas.

Imbolc: (celebración del fuego): se celebra, según el lugar, el 1 o el 2 de febrero y se conmemora el final de los días de oscuridad, ya que el día empieza a ser más largo. Era una celebración de culto agrario (como todos los rituales de la religión pagana de culto a la diosa, las celebraciones son por y para la madre tierra, en honor a la naturaleza esplendorosa, rituales y fiestas de paz femeninos, ya que la tendencia femenina no es bélica como la masculina, sino conciliadora, lo que propicia el

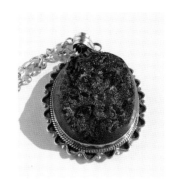

mestizaje, la hermandad y la convivencia pacífica. Para nosotras, siempre ha sido más efectivo y enriquecedor celebrar que pelear, compartir que arrebatar, fusionar que invadir, crecer en armonía que someter o destruir). La Iglesia católica hizo coincidir esta celebración con la Candelaria, con lo que el 2 de febrero es la fecha «oficial». Se encendían fuegos para dar la bienvenida a la Luz y el poder fertilizador del sol. Se invocaba al aspecto inmaculado y brillante de la diosa Briget, la que brilla y hace brillar, para que lo material y lo espiritual se llenara de luz celestial.

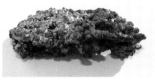

Hoy en día se siguen celebrando en diferentes cultos, principalmente el católico, en el que el día de la Candelaria se encienden candelas, es decir, que es tradición llevar cirios a la iglesia y hacer peticiones. Todo ritual de fuego es un ritual de purificación.

Beltane: 1 de Mayo. Celebración de las fiestas del dios fertilizador, del dios de la luz, el brillante, el que todo lo fecunda. Es tiempo de pasar a la acción, de salir, de gozar del esplendor de la naturaleza, de las flores, de celebrar la vida y el amor. La Iglesia católica y la protestante prohibieron estas celebraciones, pues decían que eran demoníacas por practicarse el amor libre.

Beltane significa «el fuego benévolo o fuego de luz» y se hacían rituales para bendecir al ganado haciéndolo pasar por hogueras y que así quedaran libres de contraer enfermedades a lo largo del año entrante.

Lughnasad: 6 de agosto. Antiguamente se celebraba el 1 de agosto. Celebración de la cosecha en honor del dios Lug (dios de la Luz). Se dice que un dios tan luminoso no

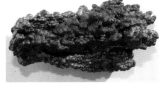

puede brillar sin su contraparte femenina y más teniendo en cuenta su origen Atlante. Su compañera y alma gemela era la diosa de la luz, la brillante, también llamada Lusina. Se celebraba una gran fiesta diurna en la que se reunía la gente de todos los pueblos y aldeas de los alrededores y se cocían panes. Era una fiesta de compartir el pan en señal de prosperidad y buena salud, amor y fraternidad. Se trata de tradiciones muy antiguas, en momentos históricos donde no se registraba nada por escrito. En España ha existido una gran influencia celta y tradición a este tipo de celebraciones paganas, de las cuales nos quedan algunos nombres, por ejemplo todas las palabras que contienen esta raíz que significa luz hacen referencia a una deidad protectora pagana que se veneraba en tiempos antiguos: Lugo (Galicia), Lusitania (Portugal), Lluch (islas Baleares), Lucena (Andalucía), aunque también hay nombres instaurados por el calendario católico: San Lucas, Santa Lucía, San Lorenzo, Virgen de la Luz, etc.

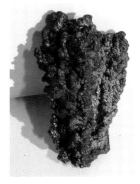

Samhain: 1 de noviembre. El 1 de noviembre es el primer día del año celta. Samhain significa «final del verano» y marcaba la entrada del frío, por lo que, en este día, era costumbre que cada persona llevara a su casa una rama seca de árbol encendida en el gran fuego de la hoguera ritual para que este fuego sagrado simbólico alumbrara y calentara el hogar hasta la siguiente estación. Ésta era una fecha muy especial para el mundo celta, especialmente para las sacerdotisas y druidesas, ya que se decía que esa noche se podían conectar las dos realidades, la visible y la invisible, haciendo asequible la realidad donde moran la diosa Blanca y sus sacerdotisas, la ciudad de la eternidad, Avalon, los héroes, divinidades y antepasados de la tradición celta. En todas estas celebraciones estaban presentes los minerales multicolores como representación de las semillas de luz y color de la tierra y, en especial, la goetita por ser oscura como la noche que contiene todas las maravillas del color cuando da paso a la luz del día.

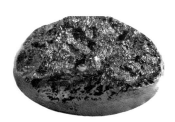

En cuanto a su limpieza, no la sumerjas en agua, pues al contener tanto hierro se puede oxidar y transformar su color: el método de limpieza energética más recomendado es el humo del incienso, colocarla bajo una pirámide de papel unas horas y/o pasarle la vibración de un cuenco tibetano o la de un diapasón.

Herkimer

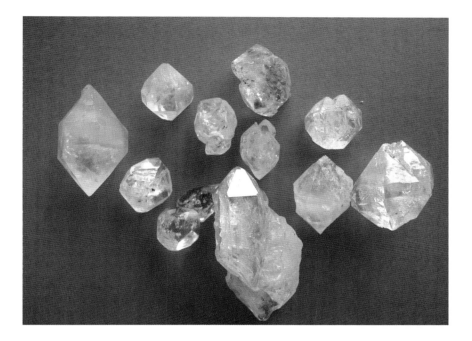

Gaia, la diosa Tierra, nos regala estos diamantes, los herkimer. Son cuarzos, pero no se desarrollan como los demás cuarzos: su desarrollo tan especial y doble, se produce gracias a la roca madre que los cuida y mima, la dolomita. En su desarrollo, este cuarzo tan peculiar crece en todas direcciones y esta característica dinamizadora y, a la vez, armónica, prevalece para siempre en cada ejemplar, ya sea grande o diminuto. Es para nosotras las mujeres toda una joya de equilibrio.

Para el cuerpo

Por pequeño que sea tu herkimer, posee una poderosa capacidad de deshacer cualquier bloqueo o nudo energético que pudiera ser la causa de cierto malestar o molestia, como dolor de estómago, de cabeza, menstrual, muscular, etc.

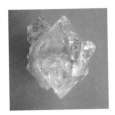

Sólo tienes que colocar el herkimer en aquella parte de tu cuerpo que te duela, relajarte unos minutos y decir adiós al dolor: la especialidad del herkimer es precisamente emitir energía de equilibrio y romper el bloqueo que a modo de nudo energético es la causa de que la energía no circule correctamente.

Para la mente

Los herkimer de tamaño más grande son especialistas en emitir energía dinámica para clarificar la mente; las ideas se ordenan y el pensamiento vuelve a encontrar soluciones si es que se estaba en un momento de ofuscación, derrotismo o con ideas limitadoras.

Procedimiento: elige un momento del día en el que puedas estirarte cómodamente y enciende un incienso cerca de ti para poder respirar la fragancia revitalizante, especialmente de sándalo o maderas aromáticas.

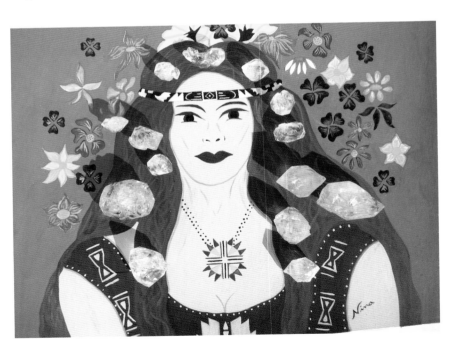

Coloca el cuarzo herkimer cerca de tu chakra corona, rozando tu cabello, y cierra los ojos. Centra tu atención en la energía y forma del cristal y siente cómo estás recibiendo un baño de luz y transparencia en la zona de tu cráneo: tus células cerebrales recibirán esta vibración de calma y dinamismo a la vez. Además, por sus propiedades armonizadoras, el herkimer equilibrará las funciones y cualidades de tus dos hemisferios cerebrales para que tanto tu sentido lógico como intuitivo funcionen al unísono.

Para el alma

El herkimer ha sido uno de los cristales favoritos para la mayoría de tradiciones chamánicas de los indios norteamericanos. (Este cristal procede principalmente de Estados Unidos de una zona llamada Herkimer County, en lo que ahora es el estado de Nueva York.) Lo utilizaban para protegerse de ataques psíquicos; para ello, lo colocaban cerca de la cabeza a la hora de dormir para recibir mensajes de otros niveles de realidad o de sus espíritus guías. Hoy en día, el herkimer sigue aportándonos su ayuda espiritual para poder mantener el sentido y sentimiento de proporción necesario para vivir en equilibrio entre dos realidades, la material y física y la espiritual energética. Éste es uno de los cuarzos más idóneos para canalizar información desde el nivel del alma. Para mantener el equilibrio del canal intuitivo, periódicamente, cuando tú lo sientas, puedes realizar el siguiente autotratamiento: necesitarás 9 herkimer de tamaño mediano, pequeño y, por lo menos, uno de ellos más grande. Situarás los medianos sobre tu cuerpo, uno sobre cada chakra, empezando por el hueso pélvico, el ombligo, el plexo solar, el corazón, la garganta, la frente y el más grande rozando tu cabello en la zona de tu chakra coronario. Los dos más pequeños los sostendrás relajadamente en el centro de ambas manos. Este tratamiento permitirá una

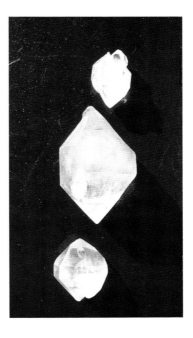

alineación de tus centros vitales, lo cual favorecerá el canal de conexión para elevar tu vibración holísticamente y fortalecer tu campo bioenergético o aura. Puedes realizar esta autoimposición una vez a la semana durante varios meses o siempre que lo consideres necesario.

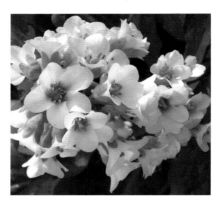

Para su mantenimiento energético y limpieza, puedes sumergirlo en agua y sal periódicamente, pero recuerda llevarlo contigo si tienes ocasión de estar en algún huerto o campo donde haya árboles frutales, ya que la vibración del herkimer se dinamiza y recarga estando en contacto con la naturaleza y la fuerza de los árboles, especialmente los que tienen flores y frutos como el almendro, el nogal o la higuera.

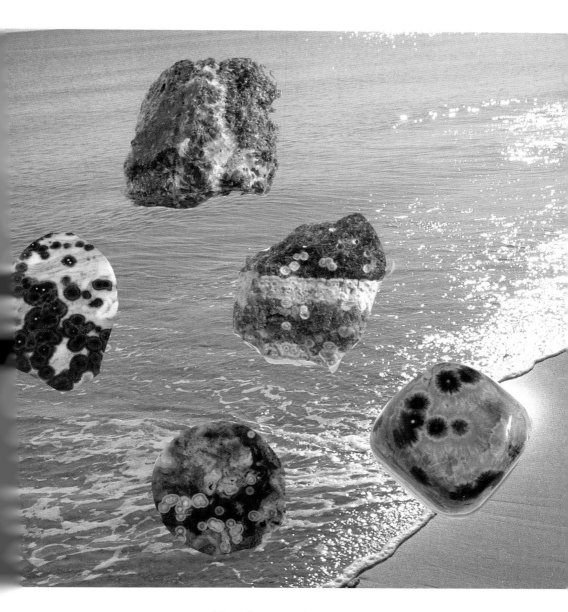

Piedra océano

Del mar para sanar

Jaspe océano

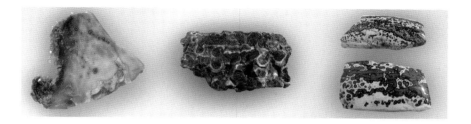

El jaspe océano, también llamado piedra océano (por su aspecto de imaginarios escenarios marinos), se está haciendo un merecido lugar entre los cristales de sanación considerados emblemáticos de la Nueva Era. Según su forma y apariencia se le llama: jaspe orbicular, jaspe leopardo, jaspe bosque, jaspe fósil, jaspe multicolor… pero el que mejor combina con la energía femenina es el que tiene en su estructura formas de estrellitas, el de ojos redondos y que tiene unos paisajes espectaculares como los que te muestro en las distintas fotografías.

Para el cuerpo

La piedra océano de tonalidades rojizas y anaranjadas sirve para disipar bloqueos energéticos en la zona del primero y segundo chakra en las etapas del mes en las que te encuentres especialmente cansada debido al ciclo hormonal (menstruación, ovulación, reglas dolorosas, molestias estomacales por el período menstrual, etc.).

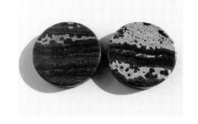

Procedimiento: coloca dos (o más) piedras océano alrededor del ombligo mientras permaneces tumbada durante 15-20 minutos, preferentemente mientras escuchas música de relajación con los ojos cerrados.

El jaspe océano de forma ovalada suele tener diminutos cristales de cuarzo, además de otros minerales y, a nivel físico, favorece la resistencia física y el sistema inmunológico. Activa la memoria celular de resistencia física y el bienestar.

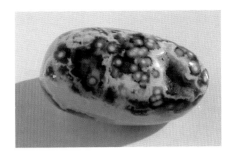

Procedimiento: necesitarás, además de un jaspe océano en forma ovoidal, varias piezas de tamaño pequeño/mediano para poder situarlas alrededor de tu ombligo, y una más que colocarás sobre tu esternón, a la altura de la glándula timo. Permanece en posición relajada durante 15-30 minutos. Te realizarás esta imposición de piedras océano una vez a la semana hasta que sientas que tu resistencia física ha aumentado; después puedes seguir realizando esta imposición como mantenimiento, una o dos veces al mes.

Para la mente

El jaspe océano se conoce como la piedra de la inspiración creativa por su cualidad energética de potenciar las facultades de talento personal para llevar a la práctica ideas y pensamientos creativos, originales y divertidos. Si te gusta pintar, componer música, escribir, modelar o cualquier otra actividad artística, trata de adquirir piezas de jaspe océano

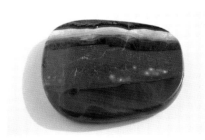

de tamaño mediano/grande para tenerlas cerca de tu lugar de trabajo creativo y comprobarás que te resulta más fácil inspirarte. Otra de sus cualidades es aportar discernimiento a la mente, claridad y objetividad para tomar decisiones.

Para el alma

El jaspe océano puede tener millones de años, aunque su difusión data de hace pocos años.

Se empezó a encontrar en las costas de Madagascar y se cree que procede originalmente de África y Asia, y quizá por ese motivo se dice que es un mineral atlante (por creer que la Atlántida se encontraba geográficamente en medio de estos dos continentes).

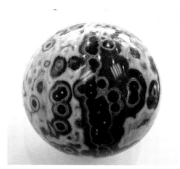

Lo cierto es que a través de la experiencia en terapia regresiva los terapeutas regresionistas que trabajamos con cristales hemos coincidido en la misma impresión: la piedra océano trae a la visión interna secuencias de vidas pasadas en la Atlántida.

Es sorprendentemente coincidente la cantidad de personas sensitivas que visualizan este tipo de información con tan sólo meditar sosteniendo una piedra océano entre sus manos o bien colocándola debajo de la almohada para dormir.

Si sientes una especial atracción por todo lo que está relacionado con la Atlántida, te sugiero que adquieras un jaspe océano de los que muestran un especial paisaje en su superficie; tu intuición puede que te guíe hasta su encuentro; también te sugiero que medites con y en ella o que la sitúes debajo de la almohada momentos antes de apagar la luz para dormir, teniendo en tu mente su forma, colores y dibujos.

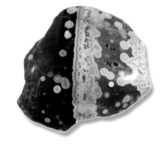

Cuando despiertes, recuerda tomar nota, en tu cuaderno de meditaciones con cristales, de lo que recuerdes haber soñado. Te resultará muy revelador.

Los jaspes o piedra Océano, que tienen pequeñas formaciones semejantes a estrellas en su superficie poseen una especial vibración para potenciar el canal intuitivo. Favorecen las cualidades del chakra de la corona y del entrecejo; si tu jaspe océano es de tamaño grande, puedes sostenerlo entre tus manos al meditar y, si es de tamaño pequeño y su superficie aplanada, puedes colocarlo sobre la zona del entrecejo si acostumbras a meditar o relajarte tumbada.

Para su mantenimiento, tienes la opción de lavarla con agua-sal o con agua de mar, aunque no es muy recomendable que la sumerjas demasiado tiempo, pues, a pesar de ser un mineral duro y resistente (contiene cuarzo), suele tener también unas pequeñas grietas y eso hace que se pueda malograr.

Para su recarga energética, sácala al exterior para que le dé la luz del día en un lugar donde puedas colocar otros objetos del mar como caracolas, estrellas marinas, arena, algas, etc.

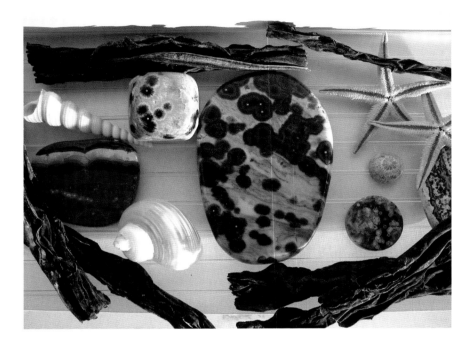

Kuncita

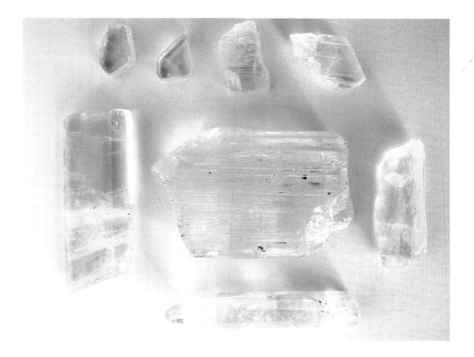

Se dice de la kuncita que es uno de los minerales que más estabilidad energética proporciona a las mujeres; quizá sea debido a que en su composición hay un elevado contenido en litio, oligoelemento calmante y reparador emocional. Lo cierto es que su delicado color lila rosado nos atrae a muchas mujeres. Es uno de los cristales de sanación más emblemáticos del chakra corazón, aunque no es muy común; por eso, si llega una kuncita a tus manos, apréciala con todo el valor que merece porque además está destinada a fortalecer el amor hacia ti misma y quizá a ayudarte a reparar las posibles heridas del corazón.

Para el cuerpo

La kuncita aporta a nivel físico una vibración calmante para el sistema nervioso; su forma natural presenta estrías y en las terminaciones podemos apreciar que

no hay ángulos astillosos, sino que parece como si estuviera autocurado. Sus estrías naturales permiten (como en todos los minerales que tienen estrías en su forma) que la energía lumínica circule a gran velocidad para permitir que se disipen los posibles bloqueos que pudiera haber en la zona del cuerpo donde nos la coloquemos.

Para la mente

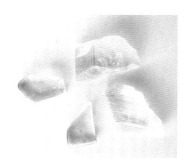

En el caso de que sientas que la vida te está sometiendo a una prueba que te lleva al límite de tu confianza y que tu mente empieza a boicotearte para que abandones lo que en su momento emprendiste con mucha ilusión (un trabajo, una relación, una responsabilidad, un proyecto, etc.), te conviene adquirir una kuncita en forma de colgante para llevarla puesta en contacto directo con la piel a la altura del corazón durante una larga temporada; pasados unos días, te sentirás más fuerte mentalmente para tomar decisiones.

Si lo que te cuesta alejar de tu mente son recuerdos dolorosos, te sugiero que adquieras 4 piezas de kuncita de tamaño pequeño y que realices un autotratamiento de la siguiente manera.

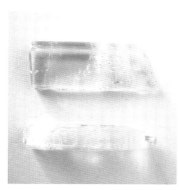

Procedimiento: tiéndete en posición relajada, baja la intensidad de la luz y enciende un incienso de tu agrado. Elige una música tranquila de relajación y sitúa una kuncita sobre tu chakra corazón, otra en tu chakra garganta, la tercera sobre tu entrecejo y la cuarta en la nuca. Permanece así de 15 a 30 minutos. Repite este autotratamiento durante una semana y te sentirás mucho mejor y con una renovada energía de optimismo y superación.

Para el alma

Si tu estado de ánimo está por los suelos, si hace días que sientes una especie de desconexión de los planos de luz como si tu ángel guardián estuviera de vacaciones… la vibración de la kuncita te reconfortará y disipará toda energía de duda y falta de confianza que pudieras sentir, ya que su vibración está en sintonía directa con el reino angélico (de ahí la sensación de protección que algunas mujeres expresan sentir al interactuar con la kuncita) independientemente de que medites con ella o que la sitúes sobre tu corazón unos minutos antes de ir a dormir o bien que la dejes en una jarra de agua durante la noche para poder ir bebiendo agua cargada con su energía a lo largo de todo el día. Sea como fuere, la sensación de calma y consuelo que transmite la kuncita la notarás en poco tiempo.

Para su cuidado, limpieza y recarga energética, puedes hacer de vez en cuando una infusión de salvia y sumergirla durante una hora. También puedes utilizar el método tradicional de agua-sal, ya que la kuncita es casi tan dura como el cuarzo, pero, a la larga, la sal le hace perder su particular brillo. También el sol directo puede alterar su frágil color. Puedes darle a tu kuncita un baño de energía situándola (si no es muy grande) dentro de una flor de color parecido al suyo; especialmente rosas o claveles rosados le aportarán una extraordinaria energía.

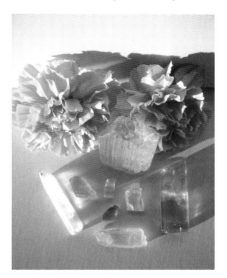

Labradorita

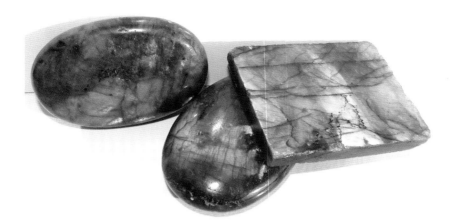

Aunque la labradorita se descubrió en el año 1770 en la península del Labrador (Canadá), se sabe por relatos, cuentos, leyendas y dibujos antiguos que era un mineral utilizado desde tiempos remotos por magos, magas y sacerdotisas. Se dice que era la piedra de Merlín y de Morgana. Sea como fuere, lo cierto es que la labradorita posee un peculiar poder mágico al reflejar la luz sobre ella y mostrar unos colores que parecen realmente sobrenaturales. Es una piedra lunar, femenina y enigmática, muy afín a la energía femenina.

Para el cuerpo

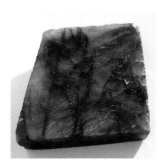

A nivel físico la labradorita alivia los dolores de la menstruación si la sitúas sobre tu zona pélvica. También es un gran remedio vibracional para potenciar el sistema inmunológico en etapas de preocupación o esfuerzo físico si te sientes con falta de vitalidad y si además te resfrías con frecuencia, el autotratamiento con labradorita te proporcionará resultados excelentes.

Procedimiento: adquiere una labradorita natural como la que muestra la fotografía, es decir, que no esté facetada (de esta manera conservará toda su fuerza telúrica de la naturaleza) y colócatela sobre el ombligo de 3 a 5 minutos diariamente y durante varias semanas. Sobre todo se aconseja este tratamiento en las épocas de cambio estacional: verano, primavera, otoño e invierno. La labradorita es uno de los cristales de sanación que deberían de formar parte de nuestro *botiquín* personal de cristaloterapia. También puedes llevarla asiduamente en forma de colgante sobre tu chakra corazón, engarzada en plata.

Para la mente

La labradorita te será de mucha utilidad si de manera natural posees cualidades de médium, sobre todo si te causa duda, temor o directamente miedo, lo cual no es ni bueno ni malo, pero de nada sirve tener facultades de comunicación con otros niveles de realidad si se rechazan o temen, ya que lo más importante es que te sientas segura y nada pueda causarte temor; si en algún momento de tu vida sientes la maravilla de poseer estas facultades, no necesitarás el poder de protección de la labra- 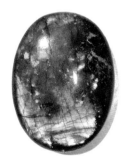 dorita, aunque igualmente será una maravillosa piedra de compañía para ti, igual que para cualquier mujer poderosa y segura de sí misma. Las mujeres curanderas, mediums o canalizadoras la utilizan para protegerse de interferencias del bajo astral en sus sesiones como intermediarias (médium) entre la realidad física y la realidad de los llamados espíritus, ya que en el bajo astral se encuentran lo que se relata en los cuentos de miedo, fantasmas y espíritus burlones y la labradorita se utiliza no porque se tema a este tipo de entidades que, en realidad, son inofensivas, sino por la interferencia que pueden ocasionar a la hora de sintonizar con frecuencias de elevada vibración.

Para el alma

La Labradorita llevada como colgante, o sosteniéndola en la mano, ejerce una poderosa energía protectora y reveladora si te interesa averiguar

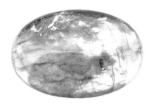

secuencias de tus vidas pasadas: la información contenida en tu memoria celular podrá llegar en equilibrio desde el plan del alma a tu mente consciente.

Asimismo si estás recibiendo terapia de renacimiento o de constelaciones familiares, te será de gran ayuda, pues fortalecerá tu intuición y equilibrio emocional.

Para su cuidado vibracional y de limpieza, no conviene que la sumerjas en agua y sal, pues, aunque es un mineral de bastante dureza, su brillo podría resentirse; la mejor manera de limpiarla será introducirla unos minutos en una infusión fría de salvia y también exponerla a la luz nocturna. Para aportarle vitalidad, bastará con que la sitúes durante unas horas periódicamente sobre un manto de semillas de sésamo o pequeñas cortezas de roble tal y como se muestra en la fotografía.

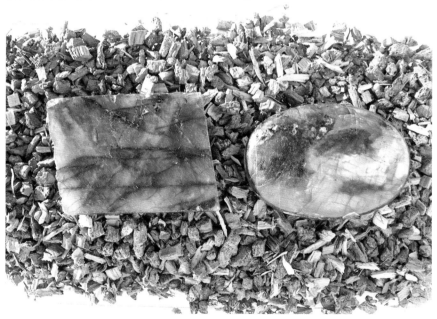

Lágrima de apache

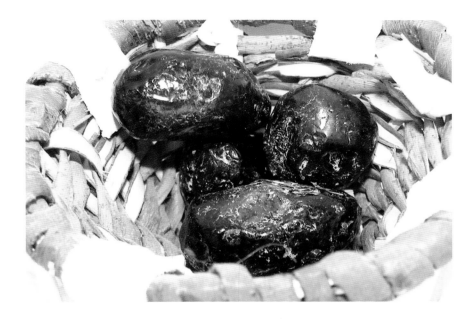

La lágrima de apache es un cuarzo ahumado emblemáticamente femenino, ya que las mujeres (madres y abuelas) indias norteamericanas la llevaban durante un ciclo lunar en su cesta más sagrada: su vagina. De esta manera lo imbuían de su poderosa energía protectora para ritualizarlo de forma tan importante con el objetivo de entregársela a su hijo o nieto como piedra de poder en los rituales de valentía y orientación celebrados en el paso de niño a guerrero, cazador y sustentador tribal.

El poder energético del cuarzo ahumado es exclusivo por ser éste el cuarzo más resistente al haber superado el sometimiento a presiones atmosféricas, gases tóxicos y radiaciones perniciosas sin haberse destruido o metamorfoseado: ha seguido conservando su fuerza y transparencia a pesar de todo lo negativo de su alrededor y, además, se ha autosanado con la ayuda de la naturaleza convirtiéndose en un especialista pre-

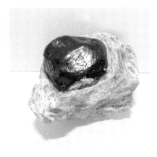

cisamente en la superación de estados en apariencia desastrosos; de ahí su fuerza reparadora, preventiva y protectora. La lágrima de apache crece de manera especial arropada (a modo de útero) por una roca matriz tal y como muestra la fotografía.

Para el cuerpo

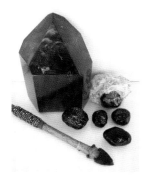

El cuarzo ahumado es uno de los minerales más poderosos para limpiar el aura y los chakras y deshacer nudos y bloqueos energéticos que pudiera haber en nuestros cuerpos sutiles y que podrían provocar con el tiempo otro tipo de nudos en el cuerpo, como quistes o tumores. Se sabe que hoy en día muchas curanderas, sanadoras y videntes se realizan sanaciones introduciéndose en su vagina una lágrima de apache para realizar sesiones preventivas y fortalecedoras de la zona uterina. Situada sobre cualquier chakra durante unos minutos diariamente, disipa los posibles bloqueos que pudieran estar formándose por diferentes causas, pero, principalmente, debidos a pensamientos negativos o preocupaciones.

Procedimiento: necesitarás adquirir 3 lágrimas de apache de tamaño parecido para poder situarlas del siguiente modo: una en el centro de tu pecho y, las otras dos, una en cada centro de la palma de tu mano.

De esta manera realizarás un triángulo energético que conectará, reforzará y equilibrará tu sentimiento con tu capacidad de acción. Trata de mantener la mente serena y céntrate en tu respiración, en el latido de tu corazón y, si es de tu agrado, ponte música de sonidos chamánicos.

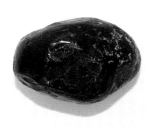

Puedes realizar este autotratamiento todos los días hasta que tú misma sientas que «la mala racha» se ha disipado y que te encuentras fuerte y segura de ti misma a todos los niveles, tanto físico como anímico.

Si se lleva como colgante, la lágrima de apache (a la altura del pecho) ejercerá como protector áurico de energías de celos y envidias de las que podamos ser objeto.

Para la mente

En etapas o momentos concretos donde no nos queda mas remedio que tener que enfrentarnos a una situación desagradable, triste, injusta o dolorosa, la fuerza de la lágrima de apache nos ahorrará muchas lágrimas innecesarias al permitirnos resonar con nuestro propio valor, coraje y resistencia para superar cualquier circunstancia a la que tengamos que enfrentarnos.

Procedimiento: cuando ya estés acostada en la cama dispuesta a dormir, sitúate sobre la frente durante unos minutos tu lágrima de apache. Trata de no pensar en nada; sólo siente la energía de este cuarzo redondeado; advertirás cómo oscila sobre tu piel… ve respirando y entregándote al sueño. Confía y por la mañana te encontrarás con más fuerza y energía.

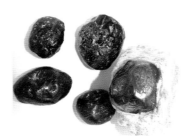

Para el alma

Otro de los atributos de la lágrima de apache es sintonizarnos con el plan del alma que nos propusimos al encarnarnos en esta vida actual y que, por las cuestiones que sean, no estamos llevando a cabo con la facilidad que podrían producirse; la lágrima de apache, utilizada con frecuencia en momentos en los que te tumbas para relajarte, situándola sobre tu plexo solar unos minutos y luego sobre tu chakra corona, te irá conduciendo a través de circunstancias sincrónicas a recuperar o fortalecer tus propios recursos para que en tu vida encuentres más facilidad.

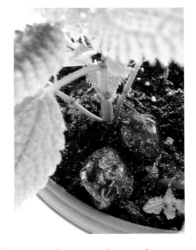

Para su limpieza y recarga energética, limpia tu lágrima de apache con el método agua-sal y, de vez en cuando, sitúala sobre la tierra de alguna maceta en el exterior para que reciba la energía de la tierra y la de la luz del sol.

Lapislázuli

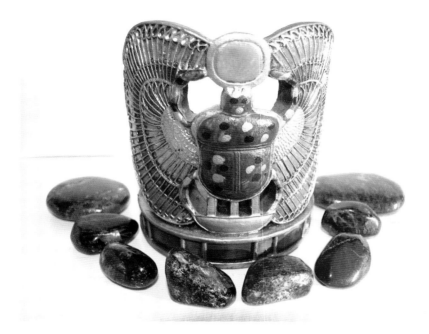

Si te apasiona todo lo referente a Egipto, sus historias, mitos y leyendas, seguramente también sentirás una especial conexión con este mineral de sanación: el lapislázuli. Es un mineral emblemático de la cultura y creencias orientales, pero es en Egipto donde mayor importancia se le atribuyó al otorgarle incluso poderes sobrenaturales que le cualificaban para rituales de alta magia, ya que se consideraba al lapislázuli como la piedra de conexión con los dioses estelares de sus creencias espirituales y religiosas. Se realizaban tallas ornamentales y amuletos con la forma del escarabajo sagrado. Se creía que la diosa guardiana y protectora del lapislázuli era la diosa gato.

Para el cuerpo

A nivel físico, la vibración energética del lapislázuli favorece los problemas de huesos; si sientes que tus huesos son frágiles o si practicas algún deporte que someta a tus huesos a una actividad extra, te conviene estar en contacto con este mineral llevando con asiduidad un colgante, anillo, pulsera o collar realizado con lapislázuli. Otra manera de sintonizarte con su frecuencia es teniendo a nivel ornamental una pieza de tamaño mediano sobre la mesita de noche o sobre la mesa de trabajo; de esta manera, tu aura estará en contacto con la radiación del lapislázuli.

Para los egipcios, el escarabajo sagrado representaba la fuerza de la vida a través de la eternidad para sobreponerse a la experiencia de la muerte física, atributo que también se le otorgaba al lapislázuli y, por este motivo, tallaban sus escarabajos sagrados (especialmente el escarabajo alado que situaban sobre el pecho de las momias para que la persona que habitó el cuerpo físico alcanzara con mayor facilidad el otro mundo).

Los egipcios extraían del lapislázuli el característico color azul cobalto para teñir su indumentaria, e incluso las mujeres egipcias teñían sus cabellos de color azul noche utilizando el polvo de lapislázuli. También lo utilizaban como sombra de ojos y para decorar su cuerpo realizándose tatuajes.

Aunque, por su vibración cromática, el lapislázuli es un mineral que se corresponde con el chakra del entrecejo, se emplea desde siempre sobre el chakra de la garganta en los casos de problemas en las cuerdas vocales o si existe algún problema de comunicación como, por ejemplo, exceso de timidez, inadecuación para expresarse y/o tartamudez.

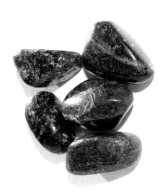

Para la mente

El lapislázuli es uno de los minerales más utilizados desde tiempos inmemoriales para potenciar las facultades del cerebro, tanto del hemisferio izquierdo (memoria, reflejos, vigilia, razón, perspicacia, lógica, discernimiento, síntesis, etc.) como del hemisferio derecho (intuición, sabiduría, imaginación, inspiración, ideas creativas, conexión con realidades no físicas, etc.).

Para favorecer y fortalecer estas facultades y, además, mantenerlas en equilibrio para no ser demasiado soñadoras ni demasiado cerebrales, nos conviene realizar un par de veces al mes el siguiente autotratamiento.

Procedimiento: elige un momento del día en el que no tengas prisa. Enciende un incienso y una vela del aroma y color que prefieras. Elige una

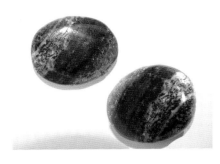

música de relajación que te induzca con facilidad a relajar el cuerpo y sobre todo la mente.

Túmbate y coloca tu lapislázuli sobre la zona de tu frente. Cierra los ojos y piensa en la profundidad e intensidad de su color.

Déjate llevar a espacios donde te conduzca la música y la vibración de este mineral azul profundo y mágico.

Puedes realizar este autotratamiento una vez a la semana o con la frecuencia que te dicte tu intuición.

Para el alma

Las mujeres egipcias tenían una especial preferencia por la diosa gato por ser la protectora del hogar familiar y solían tener en sus casas tallas de lapislázuli con esta forma a modo de amuleto protector de sí mismas y de sus seres queridos. En ocasiones se representaba a esta diosa con cuerpo de mujer y cabeza de gato. Su nombre era Bast, Bastet o Ousbastis y, en la época de mayor esplendor egipcia, tenía una ciudad (la capital de Egipto), Busbastis, y uno de los templos de culto a la diosa más importantes. Si te gustan los gatos te agradará saber que para los egipcios era la representación de una de sus diosas protectoras más antiguas y que se le veneraba y respetaba por su afinidad con las facultades telepáticas y de autonomía. Quizá por este motivo, la asociación de las facultades felinas como la pericia, la intuición y la transmisión telepática con los atributos del lapislázuli van uni-

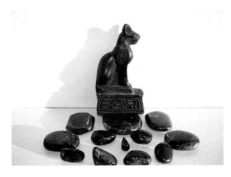

das en todo lo referente a Egipto.

El lapislázuli, como mineral del chakra del entrecejo, potencia las facultades psicomágicas de la mente aportándonos a las mujeres mayor intuición y capacidad de canalización.

Para su limpieza no se debe emplear el método de agua-sal, pues el lapislázuli perdería su especial brillo y belleza, por lo que conviene que prepares una infusión de salvia y con ella empapes una tela de algodón y frotes con suavidad la superficie de tu lapislázuli. Para su recarga energética, puedes situar todas tus piezas de lapislázuli en el centro de un triángulo de velas de color azul o bien durante unas horas sobre un lecho de semillas de lino tal y como muestra la fotografía.

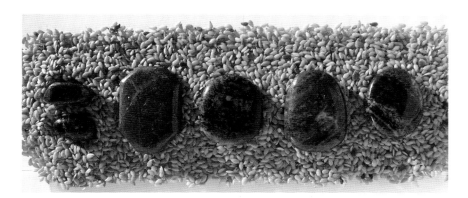

Larimar

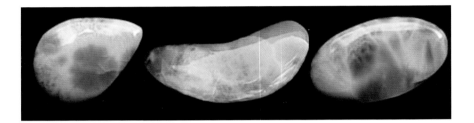

La belleza del larimar queda evidenciada con estas imágenes, gentileza de Mark Smith (Larimar Source, República Dominicana). El larimar tiene millones de años, es un mineral volcánico y se le dio un nombre femenino, el de Larisa, (hija del hombre que lo consideró un mineral especial) y el de mar (porque se creía que procedía del mar).

Se dice del larimar que es una de las piedras emblemáticas de la Atlántida que guarda en su interior toda la información de evolución espiritual que llegó a producirse en los tiempos de mayor esplendor atlantes y que en la era de Acuario llega a nuestras manos para hacernos recordar nuestro pasado atlante y nuestras capacidades sanadoras.

Para el cuerpo

El azul verdoso del larimar tiene la propiedad vibracional de aportar equilibrio al organismo por su poderosa energía calmante, reconfortante y descongestionante si la aplicamos en zonas de nuestro cuerpo que se encuentren inflamadas o sobrecargadas de toxinas, especialmente en la zona de la garganta y el cuello.

Para la mente

Del mar el larimar. Y los secretos de las criaturas evolucionadas del mar como los delfines y las sirenas sintonizarán con tu mente si al meditar la sitúas sobre tu chakra entrecejo rememorando el amor y vínculo que sientes por ellos. Te sugiero que para afianzar o recuperar este vínculo, realices la meditación-conexión acompañándote de una música especial que contenga sonidos de mar y de delfines, dejes a un lado tus posibles expectativas y que confíes en que tu memoria celular hará el resto; con tu imaginación, penetrarás en espacios de realidad paralela de sirenas y delfines, seres afines, a través de la telepatía y sentirás...

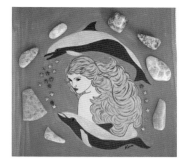

sentirás por qué desde pequeña te atrajeron las sirenas y tu amor hacia estas criaturas especiales que son los delfines, nuestros seres afines del mar.

Si te estás sobreponiendo a una pérdida, si tu mente necesita calma y paz, el larimar será una de tus piedras de compañía para siempre, pues la combinación de sus cualidades tan cálidas y poderosas te consolarán y reconfortarán. Pero, a la vez, la energía del larimar te aportará la sensación de tener los pies bien arraigados a la tierra en el sentido de que las experiencias materiales son la base de tu actual aprendizaje, progreso y evolución de tu experiencia de vida en la

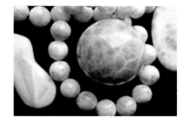

tercera dimensión, y la capacidad de celebrar y experimentar tus vivencias físicas forma parte del plan de tu alma al encarnarte en esta realidad.

Cuando la confusión te esté impidiendo ver las posibilidades que te depara la vida, cuando la confianza esté a punto de perderse de vista, cuando sientas que tu mente ya no encuentra soluciones para vislumbrar una salida de lo que parece una pesadilla... el larimar te aportará la calma mental suficiente para que te des cuenta de que detrás de toda apariencia de crisis personal se esconde un regalo; el regalo del cambio para mejorar la situación que sea. Detrás de ese cálido azul verdoso se esconde la esencia del rojo volcánico del que procede el larimar para darte el coraje y el valor suficiente que te permitirá aceptar y confiar en el reto que la vida trae a tu experiencia y poder hacer frente al cambio que estás necesitando. Si te encuentras en un momento así, trata de

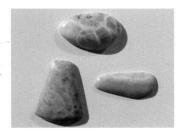

adquirir varias piezas de larimar (la inversión habrá valido la pena), lleva el larimar en un anillo, colgante, collar de esferitas, canto rodado dentro de tu sujetador, en tus bolsillos, pon cantos rodados de larimar debajo de tu almohada, en el agua que bebas a lo largo del día... sintonízate durante una larga temporada con su vibración y permite que su energía de calma te ayude en el proceso de cambio. Recuerda que el larimar posee la fuerza de calma del azul del cielo, la fuerza de vida del mar y la del fuego de pasión del volcán del que emergió. Tres fuerzas en una misma naturaleza, como la tuya, como la de todas las mujeres, naturaleza trina de mujer completa; te consolará, te renovará y te aportará la pasión que necesitas.

Para el alma

En el caso de que estés realizando terapia regresiva o de querer traer a la conciencia tus vidas acontecidas en la Atlántida, el larimar te será de gran ayuda si lo sitúas en el chakra del entrecejo al meditar o relajarte, pues toda experiencia que puedas revivir se producirá desde la calma, sin catarsis ni implicación emocional, sino con la suficiente distancia para poder comprender y liberar dichos bloqueos que impiden que te expreses con todo el po-

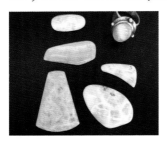

tencial con el que puedes llegar a expresarte. Para su cuidado sólo tienes que limpiar tu larimar con agua de mar de vez en cuando y, para revitalizarlo y que conserve su brillo, sumérgelo unos minutos periódicamente en una infusión fría de algas azules; de esta manera tu larimar estará siempre brillante y maravilloso.

Lepidolita

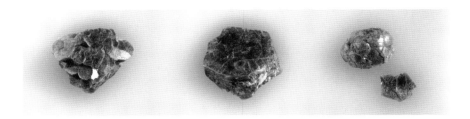

Su nombre significa «piedra a capas» y es un mineral muy frágil, como en apariencia puede resultar la energía femenina mal llamada «sexo débil», pero como comprobarás a continuación, es sólo apariencia porque, en realidad, la lepidolita posee una naturaleza poderosa, como la tuya, como la mía, como la de todas las mujeres.

Para el cuerpo

Los estados de tristeza, de añoranza y de indefensión provocados por desengaños sentimentales van alojándose en alguna parte del cuerpo que generalmente ya estaba debilitada como, por ejemplo, los riñones, el hígado o los pulmones. Si éste es tu caso, te sugiero que adquieras una bella lepidolita de color intenso violáceo y que una vez limpia y sintonizada con la vibración de tu corazón, la pongas durante unos minutos cada día en aquella parte del cuerpo donde sientas molestias. Un método sencillo y eficaz es realizar este tratamiento cuando ya estés en la cama preparada para dormir. Antes de que te venza el sueño, coloca la lepidolita debajo de la almohada. Lo ideal es que puedas disponer de una lepidolita en canto rodado como la que muestra la imagen, ya que en esta calidad de forma la lepidolita es más dura, más compacta y no corres el riego de que se vaya astillando, puesto que su forma más común es laminada tal y como muestran las fotografías del encabezado.

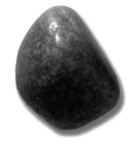

Para la mente

Si en tu mente está el recuerdo de un amor que no pudo ser, si no puedes olvidar a un amor que ya no está presente en tu vida, si mantienes el recuerdo de una relación hasta el punto de idealizarla, la poderosa lepidolita te brindará su energía y se convertirá en tu aliada cristalina hasta que puedas superarlo.

Procedimiento: introduce en tu rutina diaria un gratificante paréntesis, a la hora que tú quieras y, dos veces al día, detén tu actividad, tiéndete cómodamente, enciende un incienso de tu preferencia y una vela de color violeta, sitúa tu lepidolita sobre la frente y trata de no pensar en nada; permite que la energía de la lepidolita haga su trabajo vibracional, que es aportarte claridad mental para que sepas encontrar los recursos y, con la ilusión fortalecida, emprender acciones que te lleven a distanciarte de tu dolor, de tus recuerdos tristes y recuperar la confianza de que aún quedan muchas experiencias maravillosas por vivir y muchas mañanas en las que el sol al amanecer te dará siempre su fuerza renovadora. Te aseguro que irás recuperando la confianza en ti misma y en la vida.

Para el alma

Los estados prolongados de sufrimiento sentimental (por el motivo que sea) van debilitando el campo bioenergético hasta el punto de provocarnos fugas áuricas de mayor o menor importancia, pero que nos pueden causar problemas energéticos, pues al fin y al cabo son en sí mismos una pérdida de vitalidad continua. Si sientes que éste es tu caso, la sugerencia es que prepares una infusión de espliego y manzanilla y que cuando ya se haya enfriado introduzcas la lepidolita en la misma; a continuación, deja macerar esta preparación durante 3 días (lo ideal será dentro de un frasco de vidrio transparente y con tapa de rosca) en el exterior para que pueda recibir la luz del día y de la luna por la noche. Pasado este tiempo, puedes sacar la lepidolita y añadir una cucharada sopera de alcohol (para que actúe como conservante). Esta preparación es un poderoso reparador áurico: introduce el líquido en un frasco difusor y, tres veces al día, rocía el contorno de tu cuerpo abarcando la zona de tu cabeza y la parte posterior de tu cuerpo. Te aseguro que en menos de una semana te encontrarás más vital y de mejor estado de ánimo.

Para limpiar la lepidolita puedes también rociarla con este limpiador áurico y luego secarla cuidadosamente. Para recargar su energía puedes colocarla sobre una drusa de puntas de amatistas y también, de vez en cuando, puedes «enterrarla» en pétalos de flores tal y como te muestro en la fotografía. Los pétalos de rosas son muy eficaces, del mismo modo que los de clavel de color blanco, lila o bicolores.

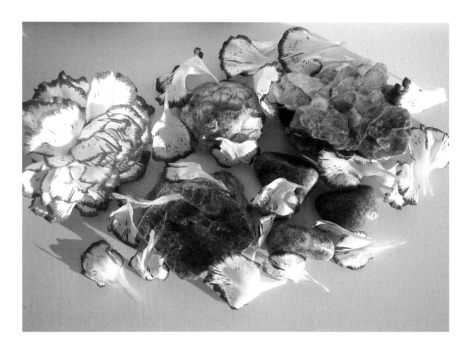

Mookaíta

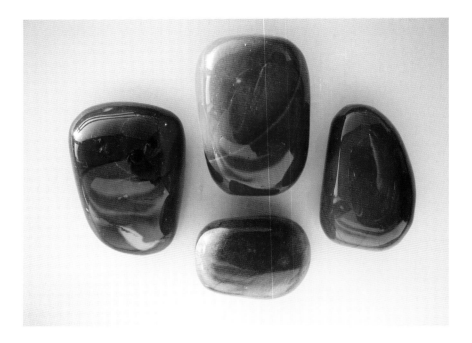

La mookaíta es una piedra opaca, pero muy brillante, de un cálido color intermedio entre el rosa y el rojo violáceo. Pertenece a la familia del cuarzo jaspe y se le puede llamar (más que a ningún otro mineral de este grupo) por el nombre de jaspe mookaíta ya que la palabra «jaspe» significa «piedra manchada», aunque podemos encontrar mookaítas de un color uniforme. Generalmente la mookaíta presenta manchas y líneas de otros colores, sobre todo amarillentas, marrones, rojizas, blancas, etc. La mookaíta procede de Australia y de China.

Para el cuerpo

La mookaíta es uno de los minerales más femeninos con los que podemos sintonizar si en un momento determinado necesitamos reforzar la sensación de estabilidad, ya que precisamente consigue eso. Si en tu día a día hay demasiada tensión y te cuesta relajarte, conciliar el sueño y sentir que todo tu cuerpo sin excepción sigue la marcha de tu movimiento sin resentirse ni quejarse, la mookaíta será tu piedra de compañía hasta que tus circunstancias cambien y puedas frenar el ritmo.

Procedimiento: adquiere una mookaíta en canto rodado, de tamaño pequeño/mediano para que te resulte cómodo llevarla contigo en algún bolsillo.

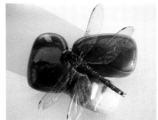

También puede servirte una mookaíta engarzada como colgante que penda a la altura de tu chakra corazón. Pero recuerda adquirir por lo menos una mookaíta más en canto rodado para poder colocarla debajo de la almohada por la noche.

Para la mente

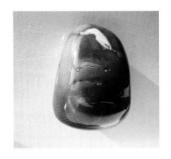

Los aborígenes australianos atribuyen a la mookaíta la capacidad de visión para encontrar alimento, agua y sueños reveladores, pues consideran a esta delicada piedra rojo-rosada una piedra profética y mágica que eleva energéticamente la vibración de las defensas del organismo otorgando vitalidad, fuerza y resistencia mental, que se expresan como optimismo y alegría.

La mookaíta también se conoce como la piedra de la paciencia; suele recomendarse cuando el carácter es impaciente o cuando estamos en una etapa en la que la solución de determinadas circunstancias importantes no dependen de nosotras mismas, sino de otros factores: ahí la energía de

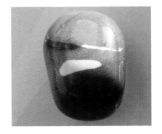

solidez y suavidad de la mookaíta nos aporta su vibración de calma y paciencia para poder esperar todos los resultados satisfactorios que están por venir. Sólo cuando la mente y el cuerpo están en calma ante las circunstancias de espera, podemos sentirnos libres y disfrutar de los resultados de lo que estábamos esperando pacientemente en la acción.

Para el alma

A nivel espiritual, la mookaíta favorece la conexión con el yo superior permitiendo que la ley de atracción y afinidad nos conecte con lo amable, satisfactorio y placentero de nuestras relaciones con los demás. El contacto y la sintonización con la mookaíta nos permite mantener los pies en el suelo y la confianza en el cielo.

Para su cuidado podemos limpiarla de vez en cuando con agua salada unos minutos para que no pierda su peculiar brillo y, a continuación, la secaremos con delicadeza. Para su recarga energética y purificación, la pasaremos de vez en cuando por el humo de incienso de copal, tal y como muestra la fotografía, insistiendo en que el humo impregne completamente el contorno de nuestra mookaíta.

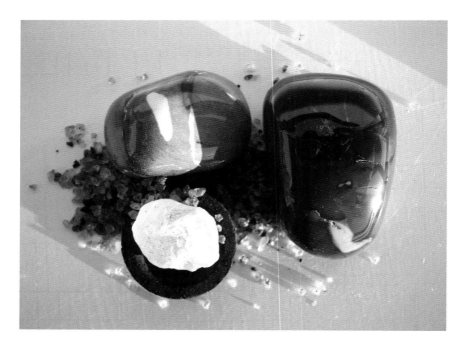

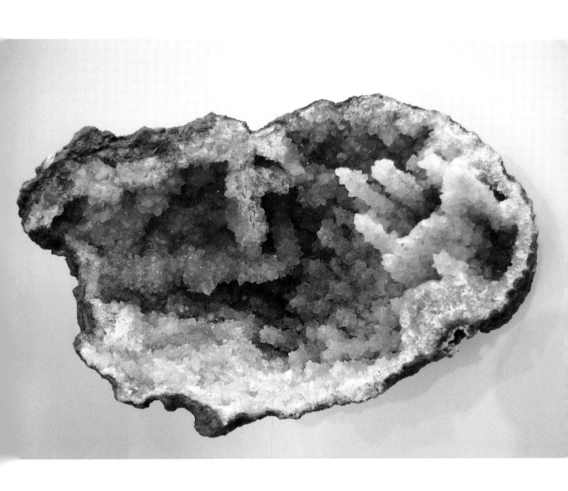

El útero de Gaia

Realidades dentro de realidades

Ópalo

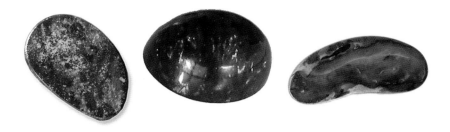

De entre todos los cristales de sanación poseedores de la magia del color, los ópalos son quizá los más originales y poderosos, tanto por su belleza inusual como por su forma de crecimiento. No hay ningún otro mineral que se parezca al ópalo y además, no existen dos iguales. En su interior, el ópalo contiene agua procedente del principio de la vida en este planeta: los lugares de donde proviene antiguamente eran mares. En su interior se encuentran partículas esféricas transparentes de un mineral llamado crisobalita, que permite que la luz, en combinación con el agua inmaculada de su interior, refleje los colores de manera tan espectacular y única... Sea como sea la superficie y la forma de un ópalo, sus colores mágicos se deben a sus moléculas esféricas, que combinan agua y luz, lo cual, por analogía, le acredita como uno de los minerales más emblemáticos para las mujeres. Desde el principio de los tiempos se le llamó piedra preciosa; de hecho, ópalo es una palabra del lenguaje sagrado hindú que significa precisamente «piedra preciosa».

Sin embargo, en un momento determinado de su historia, perdió todas sus bendiciones y maravillas por pura distorsión y difamación de su gran valor y poder energético, aunque eso también nos pasó a nosotras las mujeres por la historia de una manzana... unas cuantas exageraciones con altas dosis de superstición, mentiras y poco más. Pero aquí estamos, únicas y divinas, brillando y reflejando todos los colores de la luz, como los ópalos.

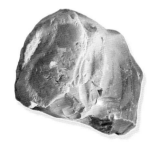

Creo que se nota un poco que es una de mis tres piedras favoritas. Ojalá a ti también te parezca especial y, entre todas las apasionadas de los ópalos, terminemos ya con su inadmisible e infundada mala fama.

Para el cuerpo

La composición química tan completa del ópalo (agua, aluminio, calcio, hierro, titanio, magnesio, zirconio, plata, cobre, etc.) le otorgan una vibración energética capaz de revitalizar a nivel áurico cualquier parte del cuerpo que se encuentre con falta de vitalidad. Lo único que puede anular el efecto del ópalo es pensar que conlleva mala suerte o que es una piedra negativa. Su «mala prensa» se debió a un bulo lanzado por diferentes empresas que pretendían (y consiguieron) dar un impulso extraordinario al diamante. Evidentemente no es, ni mucho menos, un mineral tan duro, pero sí comparable en belleza y originalidad. Según su lugar de procedencia, podemos encontrar ópalos de diferente color. Por ejemplo, los ópalos de fuego, de color anaranjado intenso y rojizo, proceden principalmente de México, donde esta piedra se consideraba la más bella y se le llamaba la piedra del colibrí por su luminosidad,

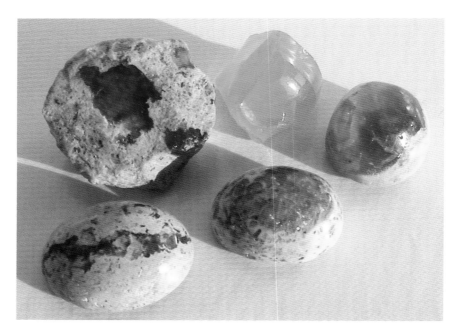

brillo y colorido cuando le da la luz. También por otorgar a su portador buena suerte. Contrariamente a lo que se cree, el ópalo siempre se ha considerado una piedra de la buena suerte, protección y belleza que hacía «brillar» a quien la llevaba, y la llevaban principalmente mujeres bellas como las mexicanas (no lo digo por halagar; tengo la suerte de que una de mis mejores amigas es mexicana y fue Miss México en la década de 1970 y es tan bella por dentro como por fuera, como la belleza de los ópalos).

A nivel físico, los ópalos anaranjados favorecen el sistema inmunológico, la resistencia física, la asimilación de nutrientes y aportan vitalidad y dinamismo en etapas de cansancio o esfuerzo físico. Los ópalos amarillo-dorados son especiales para situarlos en la zona del plexo solar en momentos en los que, por la razón que sea, te encuentras triste o melancólica o si has perdido entusiasmo, te sientes abatida o desmotivada.

Procedimiento: coloca tu ópalo sobre la zona de tu plexo solar sujetándolo con las manos ya que lo idóneo es que realices este ejercicio energético sentada para mantener la espalda recta. Cierra los ojos y lleva tu conciencia hacia la zona donde tienes situado el ópalo. Sientes que inhalas el aire mediante respiraciones lentas y profundas. Advierte que al exhalar el aire tu respiración pasa a través de esta zona. Sigue realizando cíclicamente unas cuantas respiraciones más (de 3 a 7 veces) y te sentirás renovada, revitalizada y con más entusiasmo.

En el caso de sentirte enferma o si te estás recuperando de una enfermedad o intervención quirúrgica, te sugiero que adquieras uno o dos ópalos verdes. Son de tonalidad verde brillante como los que te muestro en la fotografía. Dos veces a la semana debes realizar el siguiente auto-

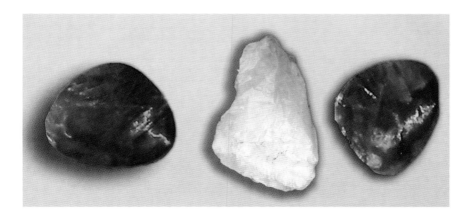

tratamiento: túmbate en tu sofá o en la cama (si es de día mejor, ya que el ópalo podrá recibir la luz directa desde tu ventana) y colócate uno de los ópalos sobre tu corazón y el otro sobre la zona del hueso pélvico. Puedes leer o cerrar los ojos mientras escuchas música de relajación. Permanece así durante 20-30 minutos.

Para la mente

Estar en contacto con ópalos fortalece la autoestima y la apertura hacia la esperanza al desechar pensamientos limitadores o negativos sobre una misma y sus cualidades. La energía del ópalo nos ayuda en la confianza a nivel de pensamientos, hacia la calidad de vida, el bienestar, la creatividad y los recursos para lograrlo. La energía del ópalo es trina: es un atrayente (magnético), un resonador (amplifica el estado de ánimo) y un dinamiza-

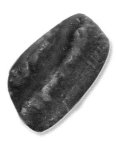

dor (estimula lo positivo del carácter de cada una de nosotras). El ópalo favorecerá las funciones vitales de cada uno de nuestros chakras, según sea su colorido predominante, y las sintonizará con la mente de forma positiva y esclarecedora. Para equilibrar los hemisferios cerebrales los ópalos azules (de tonalidades predominantemente azules) son los más adecuados a nivel vibracional por su afinidad con el chakra del entrecejo.

Para el alma

Para reforzar el canal de conexión (chakra corona), los ópalos indicados son los de tonalidades blancas transparentes con reflejos dorados típicos del ópalo blanco (también llamado ópalo dorado por sus reflejos). En cuanto al ópalo negro, aporta protección y ejerce un poderoso efec-

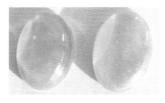

to de limpieza de energías negativas que pudieran encontrarse en el campo áurico de la zona del cuerpo donde lo situemos. Para su cuidado y mantenimiento, el ópalo no debe exponerse a la luz solar directa, pues está comprobado que pierde brillo. También conviene que de vez en cuando le pasemos un paño humedecido con agua mineral. Si tienes ópalos engarzados en un anillo o colgante, no es conveniente que los limpies con aparatos de ultrasonidos ni que estén en contacto con jabones o detergentes: la mejor manera de limpiarlos será frotándolos con un algodón humedecido con agua destilada y que limpies la plata u oro del engarce con un limpiador de metales adecuado.

Para su recarga energética, sitúalo de vez en cuando bajo una pirámide o sobre una drusa de cuarzos. Los ópalos de pequeño tamaño los puedes recargar energéticamente colocándolos dentro de una geoda tal y como te recomiendo en el apartado de las turmalinas bicolor.

Nota: si te fascinan los ópalos, te sugiero que adquieras mi libro *Cristales de Sanación de la A a la Z* donde tienes más información al respecto.

Piedra cristantemo

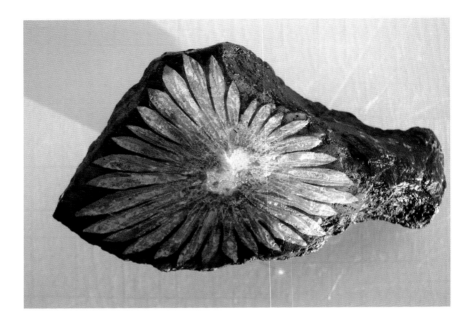

Para el cuerpo, para la mente, para el alma

La piedra crisantemo es una roca caliza que presenta en su superficie una disposición de pequeños cristalitos blancos de celestina que asemejan a pétalos de flores, formas de alas y, la mayoría de las veces, a un crisantemo, de ahí su nombre.

Como mineral yin-yang (blanco-negro), resulta un valioso equilibrador de nuestra energía trina cuerpo-mente-alma.

Podemos utilizarla para meditar (sosteniéndola entre las manos), para equilibrar nuestro chakra emocional (si estamos viviendo una circunstancia de preocupación) o bien para superar una pérdida; en la cultura oriental, la piedra crisantemo es muy especial precisamente por el dibujo de su forma, ya que el crisantemo es la flor que representa la inmortalidad para chinos y japoneses. Quizá en España, la belleza de la flor de crisantemo está condicionada por su relación con los cementerios y las tumbas, pero si no tienes este prejuicio, valorarás esta piedra precisamente por su parecido con la flor a la que se asemeja.

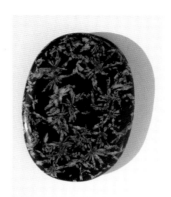

La piedra crisantemo posee la capacidad energética de atraer y disipar las vibraciones no armónicas que pudieran intentar dirigirse a dañar directamente nuestro centro más vulnerable, el de la autoestima.

La piedra crisantemo potencia la confianza y la autoestima como valores femeninos de independencia y poder personal: sobre todo si eres una mujer equilibradamente ambiciosa, al poder reconocer tu esfuerzo y tu valor para ocupar el trabajo que realiza. Ten cerca de ti, o de tu escritorio, una piedra crisantemo, a ser posible con el dibujo de la flor lo más bello que encuentres.

Ésta es una piedra que podrás encontrar fácilmente en ferias y tiendas especializadas en minerales, pues cada vez son más las mujeres que se sienten atraídas por su belleza, elegancia y poderío vibracional de energía de forma. Si quieres fortalecer tu chakra de equilibrio emocional, consigue uno o varios cantos rodados de piedra crisantemo para poder aplicártelos cada día durante unos minutos sobre tu vientre.

Para limpiar tu piedra crisantemo, pulverízala de vez en cuando con un spray áurico de limpieza que tú misma puedes realizar del siguiente modo: lleva a ebullición un litro de agua mineral y añade una cucharada sopera de flores de lavanda y la misma cantidad de salvia y de tomillo e incorpora un puñado de corteza de roble y unos cuantos pétalos de rosas rojas, o bien un puñado de rosas secadas de cultivo biológico (todo ello de venta en herboristerías). Deja reposar la mezcla y fíltrala con un colador de tela (a ser posible nuevo). Vierte la preparación en una botella con difusor y añade 100 mililitros de alcohol (para que actúe como conservante).

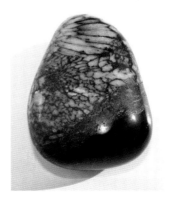

Ya tienes listo tu spray áurico para poder limpiar no sólo tu piedra crisantemo sino también todas tus piedras negras.

Piedra sol

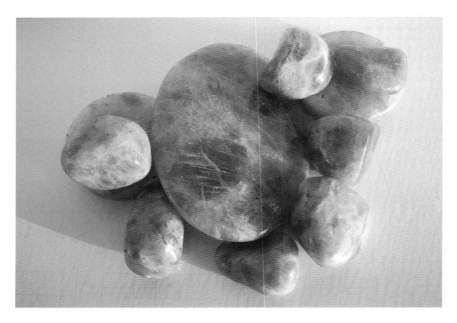

Es una piedra femenina de extraordinaria belleza, originalidad y calidez. Nos ayuda a equilibrar nuestro segundo chakra, el de las emociones, y a fortalecer el tercero, el del plexo solar, el de la autoestima y amor propio, ya que es como un sol femenino que desprende vitalidad y poder en nuestro centro solar.

Para el cuerpo

Cuando algo nos preocupa, decimos que se nos cierra la boca del estomago, y literalmente es así debido a que la energía distorsionada de preocupación nos afecta al segundo chakra, el centro vital de las emociones, lo que físicamente se vive como acidez de estómago, malestar, inapetencia o digestiones difíciles. Esta piedra de incrustaciones brillantes anaranjadas nos proporciona la vibración correcta si la situamos durante unos minutos sobre la zona del ombligo. Lo ideal es que tengamos dos cantos rodados de piedra sol para poder autoaplicárnoslas sobre el estómago sosteniendo una en el centro de cada mano y rozando la piel del vientre, las ingles o el plexo solar. Casi instantáneamente sentiremos una sensación de alivio y bienestar. Energéticamente nos ayudará mucho cerrar los ojos y «soltar» la cuestión que nos preocupa para poder llenarnos de energía vital y resolver o enfrentar la cuestión que nos está resultando indigesta. De esta manera, en la mayoría de ocasiones, sentiremos que nada puede desbordarnos a no ser que permitamos ceder o perder nuestro poder personal, y que todo puede resolverse si confiamos en que

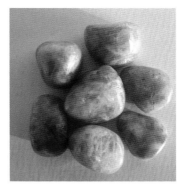

la vida nos apoyará si nosotras confiamos lo suficiente en nosotras mismas.

Si la situación de estrés o preocupación es repetitiva porque las circunstancias de tu vida sentimental, familiar o laboral te estresan o agobian, será muy conveniente preparar un aceite de masaje elaborado con cantos rodados de piedra sol con el que te masajearás cada mañana y cada noche la zona de los pulsos de tus muñecas y la zona abdominal durante todo el tiempo que sea necesario, hasta que lo que te preocupa o lo que te estresa se vaya solucionando.

Tratamiento de rejuvenecimiento de los rasgos faciales

Procedimiento: necesitas una mascarilla facial (la que desees) y 5 cantos rodados o planos de piedra sol.

Tras aplicarte la mascarilla facial y ya tumbada para relajarte durante unos minutos, coloca un canto rodado de piedra sol sobre tu entrecejo, dos más en la zona inferior del orbicular de los ojos, otra más en el centro de la barbilla y la última en el centro del cuello, cerca de la garganta.

Autotratamiento de revitalización para todo el cuerpo

Necesitas 9 cantos rodados de piedra sol. Enciende un incienso de ámbar o de naranja o mandarina. Escoge una música relajante evocadora de sonidos de la naturaleza y permítete unos minutos de tranquilidad, tumbada, con los ojos cerrados. Coloca un canto rodado de piedra sol sobre cada uno de tus centros vitales (chakras) y sostén uno en cada mano. En pocos minutos sentirás que tu energía física se renueva.

Para la mente

Si por tu trabajo, tu carácter o circunstancias personales, eres una mujer con tendencia a saturarte de energía psíquica (sensación de tener energía enmarañada alrededor de la cabeza, energía parasitaria de otras personas, miedos, obsesiones, pensamientos limitadores), te será muy útil adquirir dos piezas de tamaño mediano/grande de piedra sol como las que muestra la fotografía. Mientras sostienes una en cada mano, efectúa varios pases energéticos alrededor de la zona de la cabeza, como si estuvieras aplicándote champú o crema en el pelo pero sin necesidad de rozarte la zona físicamente.

Cierra los ojos mientras realizas esta operación energética y en unos instantes empezarás a sentir un agradable alivio y bienestar.

Otra sugerencia es que las lleves en el bolso, dentro de una bolsita de tela junto con corteza de naranja o mandarina seca (de venta en herboristerías) para aplicarte este pase áurico en la zona de la cabeza siempre que empieces a sentir que la energía se te congestiona sobre los hombros. Existe una sinergia especial entre la frecuencia de la piedra sol y la de la naranja.

La fuerza reparadora de este mineral de reflejos anaranjados y brillantes fortalece la autoestima y el amor propio, los pensamientos positivos y, por añadidura, la capacidad de celebrar la vida, la alegría y el bienestar.

Para el alma

La frecuencia de la piedra sol permite que el plan de tu alma se exprese y puedas recuperar con renovada fuerza y entusiasmo lo que a nivel creativo y lúdico te hace sentirte realizada como persona y como mujer. Ésta es una piedra sensual que te conecta con el lado femenino de tu alma y potencia tu poder de atracción.

Crea tu propio spa del alma para fortalecer tu autoestima

Necesitas una planta de flores anaranjadas o bien flores cortadas de este color. Vierte en un esenciero aceite esencial de naranja o bien enciende un incienso de ámbar. A nivel visual, las flores anaranjadas transmiten el mismo efecto que, a nivel vibracional, posee la energía de la piedra sol y el aroma (aromaterapia) de la naranja o del incienso de ámbar, es decir, fuerza, abundancia, prosperidad, revitalización, protección y entusiasmo.

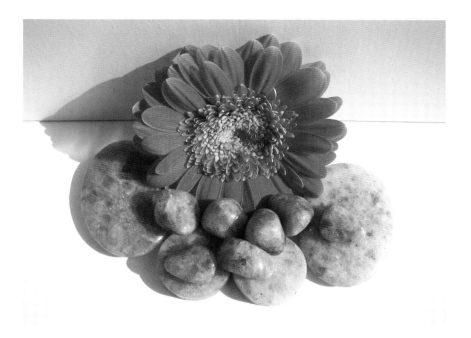

Piedras lunares

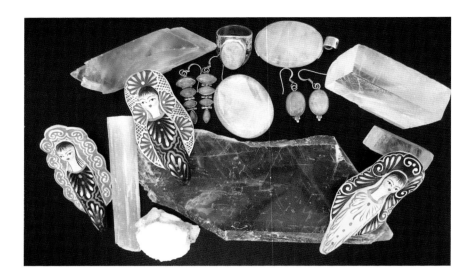

Los minerales de sanación relacionados con la luna desde el inicio de los tiempos son: la adularia (toma su nombre de los montes Adulas), la selenita (que adquiere el nombre por el hecho de reflejar destellos azulados como la luna llena y es yeso cristalizado), labradorita (que no es blanca, sino multicolor y que hemos visto en su correspondiente apartado).

La piedra luna puede presentar un aspecto rugoso, puede ser de color blanco opaco o bien transparente y vidrioso. Es muy frágil. También se consideran piedras lunares las calcitas blancas o el cristal de yeso en estado natural o facetados en esferas.

Sea cual sea la que te atraiga, todas las piedras lunares tienen en común su afinidad con la Luna y, por tanto, con las mujeres. Las piedras lunares nos equilibran y nos aportan una energía naciente que nos ayuda a nutrirnos y a asimilar y celebrar nuestra naturaleza femenina.

Para el cuerpo

Llevar colgantes, pendientes, anillos y otros ornamentos de alguna piedra lunar (sobre todo de adularia), potencia y fortalece nuestro lado femenino, nuestra dimensión nutricia.

Para el cuerpo, las piedras lunares favorecen cualquier proceso de asimilación tanto a nivel digestivo como de experiencias vividas. Especialmente su energía es favorecedora si padecemos algún problema del aparato digestivo, como digestiones pesadas o lentas, acidez de estómago o úlceras. En estos casos conviene situar varias piedras lunares sobre la zona abdominal donde sintamos la molestia y, además, beber agua potenciada con una adularia. Para ello, introduce la piedra en un jarra o botella de agua mineral y déjala reposar toda la noche; si la luna está creciendo, saca la botella o jarra al exterior

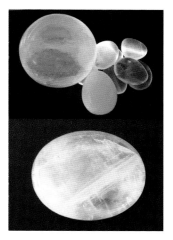

para que reciba la benifeciosa luz del sol reflejada por la Luna. Ya sabes que el agua es un elemento que combina con todo lo que le añadimos y la vibración de las piedras lunares impregnará el agua convirtiéndola en agua de salud. Éste es un tratamiento totalmente natural y que no tiene contraindicaciones.

Para la mente

Para los pensamientos, la influencia de las piedras lunares también resulta muy beneficiosa por su energía calmante, ya que sosiega la mente cuando le damos vueltas a algo que nos preocupa. En estos casos, la sugerencia es que coloques durante unos minutos al día tu piedra lunar sobre el chakra del entrecejo, en actitud relajada, con los ojos cerrados, para sentir su vibración y tratando de mantener en tu mente sus mágicos reflejos blanco-azulados.

Si lo que te produce inquietud es algo que te preocupa, coloca, además, varias piedras lunares sobre la zona de tu segundo chakra, el de las emociones.

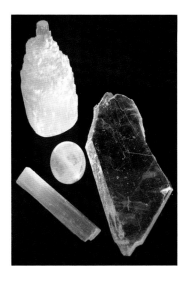

Si sueles tener poca paciencia o enfadarte con facilidad, o eres propensa a los arrebatos temperamentales, las piedras lunares pueden ayudarte a asimilar este exceso de energía y transformarla en calma, paz y poder interior. Para ello, tendrás que vincularte una temporada a la piedra lunar de manera ritual, es decir, a modo de iniciación en su energía, para ello necesitarás 7 piedras lunares cuyo tamaño y forma resulten de tu agrado.

Procedimiento: cada día, durante 5 a 12 minutos, en posición relajada, con música inspiradora de fondo y con los ojos cerrados, colocarás las 7 piedras luna sobre tu cuerpo en este orden: sobre el hueso pélvico, el ombligo, el diafragma (plexo solar), el corazón, la garganta, el entrecejo y en la coronilla. Puedes encender una vela blanca (que te ayudará a disipar energía sin armonía) y un incienso de jazmín o nardo. Sólo respira y relájate; entrégate a sentir tu respiración, a enviarle energía de calma a todas

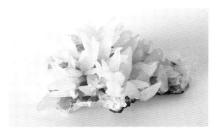

las células de tu cuerpo. Ya verás que cuando abras los ojos te sentirás mucho mejor. Proponte realizar esta rutina durante 28 días (un período lunar completo) y te aseguro que tu temperamento habrá mejorado y te sentirás llena de calma y tranquilidad interior.

Para el alma

En ocasiones, cuando algo nos preocupa, tanto a nivel personal como por nuestros seres queridos, especialmente si somos madres, empezamos a padecer insomnio, nos cuesta conciliar el sueño e incluso podemos tener pesadillas

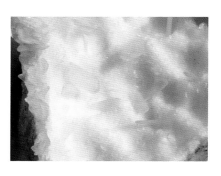

o sensaciones extrañas en el silencio de la noche, como si algo amenazante nos rondara. Esto se debe a que nuestra energía áurica, nuestro campo bioenergético, se encuentra alterado y el sueño no puede resultar reparador; es como si estuviéramos desconectadas de nuestra alma o espíritu. En estos casos te sugiero que tengas cerca de tu mesita de noche las piedras lunares (incluso sería conveniente que dejaras una drusa de calcita blanca como la que muestran las fotografías de la página anterior) y, cuando estés ya en la cama, coloques una piedra lunar (por ejemplo una adularia pulida y plana para que no te moleste su forma) debajo de tu almohada; la otra la puedes pegar con esparadrapo orgánico en la zona de tu abdomen; en un 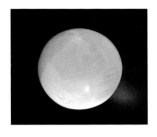 par de días dormirás mucho mejor y encontrarás soluciones para desembarazarte de lo que te está impidiendo que sientas el apoyo de tu ser superior.

En el caso de sentirte triste o melancólica, lleva una adularia en forma de colgante permanentemente sobre tu chakra corazón y el consuelo desde el nivel del alma te llegará en poco tiempo. Así de mágicas son las piedras lunares.

A nivel de cuidados, recuerda que estas piedras no son cuarzos y que debes tratarlas con sumo cuidado y delicadeza. No las expongas directamente a la luz del sol; les conviene baños de luz de luna y que las rodees de flores blancas. También puedes limpiarlas con una infusión fría de salvia y luego secarlas muy bien. El incienso con el que puedes reforzar su energía es el de jazmín, loto, nardo y clavel blanco, preferentemente. Cuando viajes, recuerda llevar al menos una piedra lunar; desde las tradiciones más antiguas se dice que la adularia ejerce una energía protectora en los viajes, quizá por su analogía con la Luna y sus cambios.

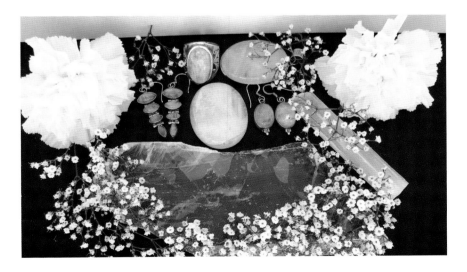

Piedras negras

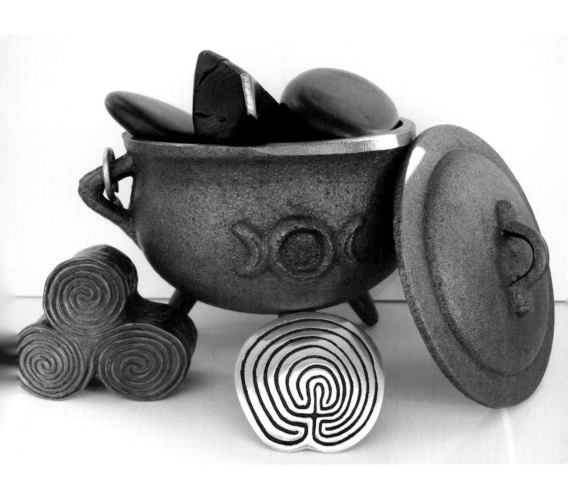

El caldero de la diosa

Donde se cuecen todos los miedos

Piedras negras

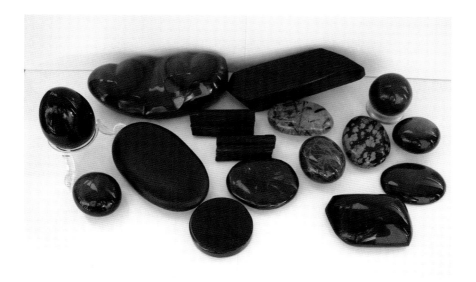

Piedras negras azabache, obsidiana negra, nevada, araña, arcoiris, dorada, crisantemo, argéntica o plata, ónix negro, turmalina, cuarzo estrella... piedras negras para vencer nuestros miedos y descubrir la maravilla de libertad que nos regalan. En común todas las piedras negras tienen la cualidad de emitir una energía protectora, reparadora y rescatadora.

Para el cuerpo

Sin embargo, no son del agrado de todo el mundo, generalmente de las personas que tienen prejuicios hacia el color negro, que también rechazan los minerales de ese color. Espero que no sea tu caso, pues las piedras negras siempre han acompañado a todas las mujeres sanadoras y poderosas de todos los tiempos y confines de la Tierra. Veamos por qué.

Entre todas las piedras negras que pone a nuestra disposición la naturaleza, quizá la obsidiana sea la que más variedad presenta y, por tanto, define diferencias. La obsidiana totalmente negra es un vidrio volcánico con gran contenido en cuarzo que posee la cualidad vibracional de disipar bloqueos energéticos que pudieran estar impidiendo el buen funcionamiento de alguno o de todos los chakras.

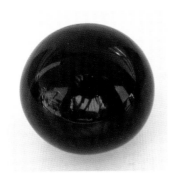

Procedimiento: si sientes que tu energía vital está debilitada, que te fatigas como si a las pocas horas de levantarte se agotara tu energía, adquiere una obsidiana de color y brillo profundo de tamaño mediano (más o menos como la palma de tu mano) y, después de limpiarla por inmersión en una infusión fría de salvia durante varias horas, la tendrás lista para realizarte pases circulares sobre cada uno de tus centros vitales; enciende un incienso de sándalo y, de pie, con la obsidiana en tu mano diestra empieza por la planta de tus pies (no necesitas tocar la piel; son pases energéticos que se realizan a unos dos o tres centímetros de la piel. Si puedes hacerte este tratamiento sin ropa, será energéticamente más eficaz) realizando giros circulares a derecha e izquierda varias veces, las que tú sientas. A continuación, pasa la obsidiana por el humo del incienso para que se desprenda toda la carga energética que pudiera haberse adherido. Haz lo mismo en tu otro pie. Seguidamente, realiza varios pases circulares en la zona de tus rodillas; tanto en las rótulas como en la parte posterior. A continuación, empieza por el primer chakra: realiza pases circulares por la zona del sacro, la vulva y la zona pélvica. Pasa la obsidiana por el humo del incienso y procede de igual manera en todos tus chakras hasta acabar en la zona de tu cabeza. Cuando hayas finalizado, sería muy recomendable que no realizaras ninguna actividad más que la de tomar un baño caliente e irte a dormir para que el autotratamiento surta todo su efecto reparador. Por la mañana te despertarás con la sensación de que te has quitado de encima un gran peso y te

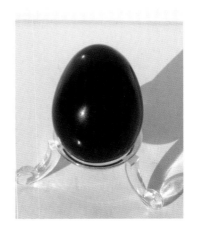

encontrarás muy renovada energéticamente. He conocido a varias mujeres que prefieren realizarse este tratamiento utilizando la obsidiana nevada, (energéticamente posee un efecto equilibrador por contener la vibración cromática complementaria negro/blanco) la que muestra manchas blancas en su superficie, como las que aparecen en la fotografía.

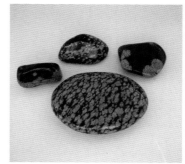

Personalmente, prefiero la obsidiana negra de brillo vítreo sin igual. Especialmente eficaz para el período menstrual, la preparación para el parto y las disfunciones hormonales es la obsidiana plateada. Análoga a la luna, ha sido utilizada por mujeres curanderas mexicanas desde tiempos remotos. Se sitúa sobre la zona del vientre durante unos minutos y, en casos de miedo al parto o menstruación excesivamente dolorosa, se utiliza en combinación con la obsidiana oro.

Procedimiento: necesitas disponer de una obsidiana plateada y de una obsidiana oro de tamaño y forma similar para situarlas en la zona de tu abdomen, sobre el ombligo (la plateada) y sobre la zona de tu plexo solar (la oro), en estado de relajación, tratando de mantener la mente y la respiración tranquila durante al menos 15 minutos.

Puedes repetir este tratamiento tres veces al día, hasta que te sientas bien. Tanto la obsidiana oro como la plateada son protectoras; repelen las energías negativas que puede haber en un lugar o situación no armónica.

En el caso de sentir cansancio en las piernas, tendencia a retener líquidos y si se te hincha la zona alrededor de los tobillos debido a un sobreesfuerzo o por problemas de circulación, te conviene disponer de varios cantos rodados de tamaño pequeño de obsidiana para poder aplicártelos sobre ambas piernas de vez en cuando a modo de hilera desde la ingle hasta el empeine del pie en línea recta dejándolas sobre tu piel de 20 a 30 minutos.

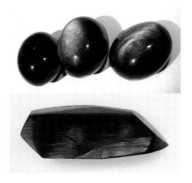

De todas las piedras negras, la más antigua en cuanto a su utilización como remedio de alivio de dolores físicos es el azabache, que, si bien no es una piedra sino un carbón cristalizado, su uso es ancestral, sobre todo en los lugares de tradiciones celtas, donde se siguen tallando amuletos protectores para llevarlos como colgantes sobre el cuerpo. Se le atribuye el poder de eliminar el dolor de cabeza, oídos y muelas.

Para la mente

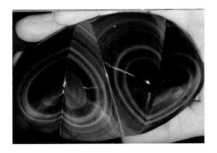

La obsidiana negra aporta claridad mental cuando no nos estamos dando cuenta de que perseguimos sueños imposibles: nos da sentido de la proporción al conectarnos con la realidad, además de arraigo, refuerza el sentido común; no es casualidad que en sanación con cristales la obsidiana negra se sitúe en los pies.

Colocar una obsidiana negra debajo de la almohada resulta muy eficaz en el caso de miedos nocturnos, pesadillas o la sensación de desasosiego cuando no podemos conciliar el sueño.

En estados de tristeza, melancolía, falta de alegría o depresión, la obsidiana Arco iris nos ayuda a recuperarnos con mayor facilidad. Igualmente, es una piedra de gran uso en México desde todos los tiempos y está muy difundida su aplicación en sesiones de cristaloterapia para disipar estados de tristeza, añoranza y melancolía, ya que posee la vibración de la alegría: cuando le da la luz, refleja desde su interior un maravilloso despliegue de colores.

La obsidiana nevada nos resulta muy eficaz para estabilizarnos a nivel de pensamientos cuando sentimos miedo de enfrentarnos a una situación; su vibración es energéticamente equilibradora.

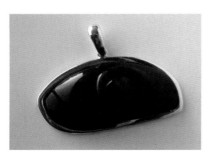

En cuanto al ónix, se diferencia de la obsidiana en que esta última es una roca en cuya composición esta presente el ácido silícico mientras que el ónix es un cuarzo, concretamente una calcedonia, y es mucho mas vítreo, brillante. Su cualidad principal es aportar calma y serenidad a la mente; es una de las piedras de compañía más eficaces para las mujeres en etapas de cambio. Todo cambio provoca un estado mental de incertidumbre que puede ser más o menos importante, más o menos duradero, que en mayor o menor medida nos puede provocar cierta ansiedad. En estos casos, estar en contacto con la vibración de un ónix, sobre todo a la hora de dormir, nos facilitará el descanso. Colocada debajo de la almohada, permitirá que las ondas cerebrales se vayan relajando con mayor facilidad y dejaremos de darle vueltas a los pensamientos, lo que permitirá conciliar el sueño con más facilidad. Podemos encontrar piezas de ónix totalmente negro, pero también con bellas y mágicas líneas blancas.

La vibración purificadora, calmante, protectora y estabilizadora del ónix nos servirá de gran ayuda si colocamos por diferentes zonas de nuestro hogar piezas medianas y grandes como focos energéticos de luz, ya que permitirá que se drene la posible energía no armónica estancada; la vibración que emite el ónix es constante y poderosa.

Para el alma

De todas las piedras negras, la turmalina es la única que presenta estrías en su estructura. Esto significa a nivel vibracional que la energía lumínica circula a una velocidad extraordinaria capaz de repeler energías no armónicas a la hora de realizar meditaciones y canalizaciones de conexión con planos superiores de la existencia. Además, por ser negra, nos aporta arraigo, anclaje, en el caso de que tengamos dudas o temores sobre nuestra propia capacidad de visión o videncia.

Es uno de los minerales más eficaces para limpiar toda posible energía de bloqueo que pudiera estar frenando la información energética contenida en cada uno de nuestros chakras o en alguno de ellos y permitir que fluya con mayor facilidad el plan del alma que nos propusimos realizar en esta encarnación.

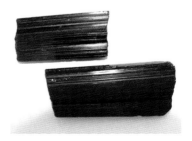

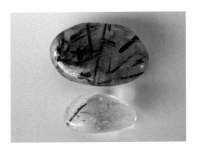

Los curanderos siempre han empleado las piedras negras y, especialmente, la turmalina negra para ir en busca del alma después de una experiencia de fuerte impacto donde la persona quedaba como vacía, sin energía vital. Ante una experiencia de shock en la que tu energía vital se ha resentido hasta el punto de sentirte como hipnotizada o anestesiada por la intensidad y mezcla de emociones y sentimientos impactantes (por ejemplo tras un accidente o ver una escena brutal en un documental o en las noticias), la balsámica vibración de la turmalina negra, te devolverá al estado de bienestar.

Procedimiento: durante tres días seguidos, realiza esta sesión con 7 turmalinas negras de tamaño mediano (tenlas a mano antes de tumbarte). Coloca dos turmalinas sobre tus rodillas, una sobre la zona de tu ombligo, otra sobre la zona de tu plexo solar y las dos restantes sostenlas en el centro de cada una de tus manos. Trata de relajar la mente y el cuerpo centrándote en tu respiración serena y tranquila y déjate llevar por una música agradable y relajante. Permanece así durante 15-30 minutos. Si transcurridos los tres días sigues sintiéndote energéticamente débil, puedes prolongar este tratamiento unos días más hasta encontrarte vital y recuperada.

En cuanto al cuarzo estrella, es un ónix al que, cuando incide el reflejo de la luz, muestra una preciosa estrella de cuatro puntas. Desde siempre se ha utilizado el cuarzo estrella para superar miedos y atraer la buena suerte. Suele emplearse para cortarlo y engarzarlo en anillos y colgantes de plata.

Para limpiar tus piedras negras puedes utilizar el sonido de un cuenco o el de un diapasón, ya que, a excepción del ónix, todas las demás piedras negras pueden perder su brillo si las limpias con agua-sal. Las sanadoras mexicanas acostumbran a limpiar sus piedras negras encendiendo granos

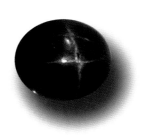

de copal y ayudándose de una o varias plumas; después, pasan el humo sobre las piedras mediante pases circulares. A continuación, las dejan sobre un lecho de flores. De esta manera aseguran que su energía quede limpia y purificada para poder utilizarlas de nuevo.

Para su recarga energética da muy buenos resultados (brillan más) situarlas sobre un lecho de flores de espliego o lavanda, tal y como muestra la imagen. Del mismo modo, su energía se revitalizará si las colocas unas horas bajo una pirámide de papel o sobre las puntas de cuarzo de una drusa. Asimismo, rodearlas de flores blancas les aportará una vibración muy beneficiosa.

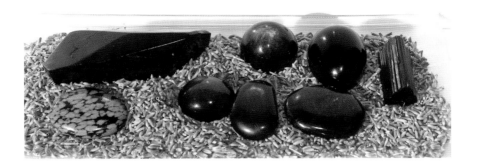

Prehnita

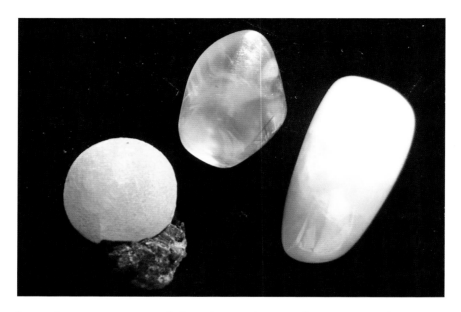

La prehnita es un mineral de color verde amarillento que podemos encontrar de tres formas diferentes: como roca cristalina a modo de roseta estalactítica, compacta traslúcida en forma de canto rodado y como canto rodado transparente que muestra pequeñas agujas de hierro o turmalina en su interior. Es un mineral duro (6 a 6,5 en la escala de Mohs) y se utiliza mucho en joyería como piedra semipreciosa engarzada en plata. Su nombre, tan femenino, procede de su impulsor, un militar holandés que la trajo desde Sudáfrica, el coronel Prehn. La prehnita se puede confundir con jade o fluorita china, por lo que cuando quieras adquirir una tendrás que asesorarte en algún comercio o feria de minerales.

Para el cuerpo

Por su color y transparencia, la prehnita es uno de los cristales de sanación de las dolencias del aparato digestivo, especialmente de los dolores que solemos padecer las mujeres cuando nos sobrecargamos de responsabilidades y ocupaciones: ciática, lumbago y dolor de estómago. En estos casos, beber agua tratada con una transparente prehnita te ayudará a eliminar toxinas acumuladas en el cuerpo.

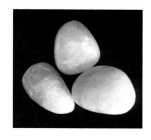

Procedimiento: adquiere un canto rodado de prehnita lo más transparente (sin adherencias de otros minerales) y de color verde amarillento. Límpiala sumergiéndola durante una hora en agua y sal y, a continuación, introdúcela en medio litro de agua mineral. Déjala reposar toda la noche. Por la mañana, en ayunas, bebe un vaso del agua tratada de este modo y siente cómo la vibración de la prehnita hace su trabajo de purificación. Si tu problema son las digestiones pesadas o la acidez de estómago, este remedio natural también te dará muy buenos resultados.

Para la mente

Si te consideras una mujer tímida y te gustaría ser más extrovertida y sentirte más segura de ti misma, la prehnita puede ser una de tus piedras de compañía preferidas. La mejor manera de sintonizar con su cálida y poderosa vibración es la siguiente: ten siempre a mano un canto rodado de Prehnita para que puedas estar en contacto con él.

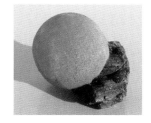

Adquiere un colgante de prehnita y llévalo puesto en contacto con tu cuerpo durante una larga temporada. Ten cerca de ti una prehnita a ser posible en estado natural (de las que tienen forma de roseta estalactita), por ejemplo, en tu mesa de trabajo o en tu mesita de noche. Coloca un canto rodado un poco mayor y de forma aplanada debajo de tu almohada para dormir. Y por último, bebe agua mineral tratada con prehnita como te he descrito anteriormente. En unas semanas notarás que tienes más confianza en ti misma, menos timidez y más extroversión y, además, la gente de tu entorno también lo notará.

Para el alma

La prehnita se conoce también como la piedra de la pureza. Seguramente por su poderosa vibración sanadora y reparadora del chakra corazón

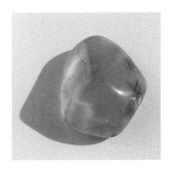

que trabaja para potenciar la confianza en ti misma. Si meditas con la prehnita entre tus manos o situada sobre tu plexo cardíaco, sentirás una energía de consuelo y conexión con tu yo superior como si desde el plan de tu alma fluyera hacia tu sentimiento un renovado impulso para que sigas creyendo en ti misma y en tus posibilidades de realizar con facilidad lo que te propongas. Aunque es un mineral de tono muy claro, al estar en contacto prolongado con él su vibración va generando un entramado energético de protección, sobre todo a nivel del chakra del corazón, lo cual nos aporta a las mujeres una doble función energética, por un lado su vibración trasmite confianza y, por otro, una sensación de fuerza ante situaciones en las que anteriormente nos podíamos sentir vulnerables. Para su recarga energética puedes limpiarla por el método agua-sal y recargarla periódicamente bajo una pirámide de papel durante unas horas.

Purpurita

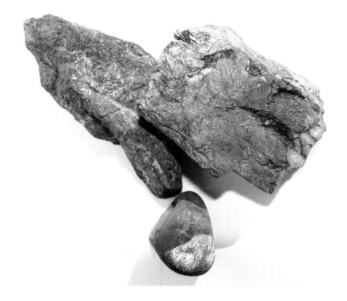

La purpurita posee un color de una belleza majestuosa, impactante por la tonalidad de un profundo e intenso color púrpura poco común en el reino mineral. Su color es muy espiritual, pero su presencia es contundentemente material.

Para el cuerpo

A nivel físico, la vibración de la purpurita es reparadora y fortalecedora: situada sobre el cuerpo, repara las posibles fugas áuricas de la zona donde la sitúes. Ya sabes que cualquier dolencia tiene su origen en un desequilibrio energético. Cuando dicho desequilibrio está fundamentado sobre los miedos (de cualquier tipo), el reflejo en el cuerpo físico se suele advertir principalmente en la zona renal, en el estómago o en los pulmones. En estos casos conviene que combines la energía de la amatista con la de la purpurita: necesitas 3 piezas de purpurita y 6 amatistas naturales con el vértice lo más perfecto posible. Puedes realizar un autotratamiento del siguiente modo: ten cerca de ti los minerales propuestos ya limpios. Túmbate cómodamente y coloca una purpurita en la zona de tu vientre, cerca del ombligo. A ambos lados de la purpurita dispón las dos amatistas con sus vértices orientados hacia fuera. Haz lo mismo sobre la zona de tu plexo solar y sobre tu pecho, en tu plexo cardíaco. (Recuerda que la parte del mineral donde está la vibración cromática de la purpurita es en la superficie, por lo que al situarlas sobre tu cuerpo, deberás colocar el lado del color de la purpurita rozando tu piel o ropa.) Relájate, cierra los ojos y mantén esta imposición durante 12-20 minutos. Trata de no pensar en nada, sólo siente el bienestar de recibir esta conexión violeta-púrpura; mantén en tu mente el color relajante de la purpurita, respira de forma pránica este color (imaginando o visualizando que el aire que respiras es del mismo color que la purpurita). Puedes hacer este tratamiento cada día para ir espaciándolo a medida que vayas sintiendo el estado de mejora que te propones.

Para la mente

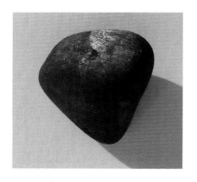

Si te consideras una mujer vulnerable, sensible e incluso insegura, la purpurita puede ser tu piedra de compañía durante una larga temporada y una de tus preferidas durante toda tu vida. Las dudas, miedos y temores residen en la mente, pero, si se quedan demasiado tiempo, terminan por hacernos sentir excesivamente vulnerables y la vida se convierte en una carrera de obstáculos o en un rutina e, incluso, según las circunstancias, en una amenaza continua donde todo causa temor. La fuerza que transmite la purpurita aporta arraigo y optimismo a los pensamiento, ya que éste es uno de los cristales de sanación de la mente. Cuando te sientas vulnerable, sensible o temerosa por un reto que tengas que enfrentar, regálate unos minutos de tu tiempo y, en posición y actitud relajada, cierra los ojos y coloca una purpurita sobre tu frente. Siente su fuerza, su estabilidad y su profundo color púrpura. Permite que el ojo de tu mente penetre en la vibración y brillo de su color. Poco a poco irás sintiendo que te encuentras más fuerte, decidida y con más entusiasmo.

Otra de las cualidades vibracionales de la purpurita es que desde siempre se ha empleado como mineral protector para personas que poseen cualidades mediumnicas y que, sin embargo, sienten, por el motivo que sea, un miedo irracional a poseer dicha capacidad. Si éste es tu caso, si te sientes excesivamente sensible a las influencias de otros niveles de realidad que te causan desasosiego, lleva puesta una purpurita y ten una pieza más grande de este mineral cerca de tu mesita de noche; notarás que tu energía se va fortaleciendo y que de tu mente y pensamientos se van alejando estos temores.

Para el alma

Si en ocasiones (o frecuentemente) te sientes extraña en tu cuerpo y, de alguna manera, sientes añoranza por otra realidad menos agresiva, injusta y acelerada… te recuerdo, querida amiga, que aunque no lo puedas recordar, tú misma elegiste desde el nivel del alma, estar aquí y ahora, y estar viva es todo un regalo evolutivo.

Todas las mujeres sensibles, en algún momento o etapa de nuestras vidas, tenemos que superar retos que en apariencia nos sobrepasan, pero cada mañana aparecen un montón de posibilidades para seguir realizando el propósito por el cual nos encarnamos y elegimos ser mujer: la vibración de la purpurita refuerza el compromiso de tu alma al encarnarse en un cuerpo físico. También la belleza de las flo- 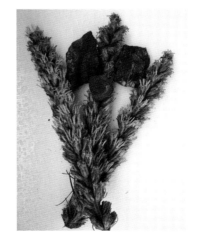 res púrpuras reforzará la vibración de la purpurita y de tus propósitos; ten en tu hogar una planta de flores púrpuras o decórala con flores naturales de este color.

En cuanto a aromaterapia, el incienso o esencia de ruda te aportará una fragancia especial de protección y elevación de la energía ambiental de tu casa o habitación. (La ruda se emplea desde tiempos ancestrales para proteger los ambientes, limpiar el campo áurico y realizar rituales de purificación.)

Quiastolita (andalucita)

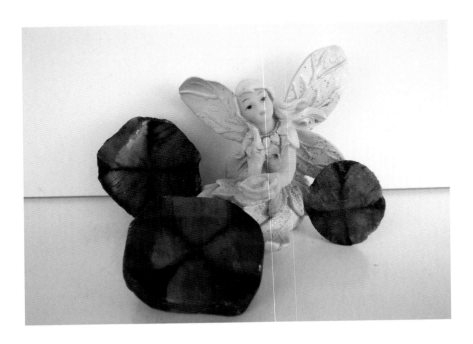

La quiastolita o andalucita es uno de esos regalos del reino mineral que cuenta con abundantes leyendas. Es conocida también como la cruz de las hadas y particularmente me encanta llamarla así. Antiguamente, los caminantes y peregrinos la llevaban como amuleto protector para no desviarse del camino que debían seguir y tomar un sendero hacia la realidad de las hadas, pues era seguro que se perderían en el sin tiempo y al regresar a sus hogares podría darse el caso de que ni siquiera existieran o que sus hijos ya tuvieran nietos.

De la quiastolita dice la leyenda celta que es el vértice energético que forma esta cruz natural de brazos iguales, el que utilizan las hadas para pasar de una realidad a otra. Leyenda o verdad, lo cierto es que la piedra de las hadas es uno de los minerales mas emblemáticos para las mujeres ya que su energía de forma nos ayuda y fortalece para que se hagan realidad nuestros sueños materiales, cuestión que con seguridad recibe la ayuda de nuestras aliadas, las hadas.

Para el cuerpo

Si padeces dolores frecuentes de cabeza, migrañas o neuralgias, te irá muy bien este tratamiento: durante un mes seguido, tiéndete cómodamente en un lugar silencioso de tu casa y, con los ojos cerrados, trata de relajarte todo lo que puedas mientras colocas una piedra de las hadas en forma de corte, como la que muestra la fotografía, sobre tu frente. Permanece así unos minutos, en total silencio, mientras sientes la energía del mineral. Te convendrá también adquirir una engarzada en forma de colgante para que puedas llevarla en contacto directo con tu cuerpo a la altura del tu chakra del corazón.

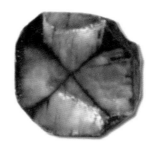

Para la mente

En el caso de que por tu trabajo necesites inspiración, alegría, tener siempre el canal receptivo de inventiva conectado a las realidades de la imaginación o, si trabajas con niños y necesitas un aporte extra de creatividad para estar a su altura, coloca la piedra de las hadas debajo de tu almohada; verás cómo las ideas empiezan a fluir con más facilidad e innovación.

Si sabes que sueñas, pero al despertarte no te puedes acordar de tus sueños, por la noche, al irte a dormir coloca tu piedra de las hadas unos minutos sobre tu frente y, cuando notes que el sueño te invade, colócala debajo de la almohada.

La energía de esta piedra te aportará equilibrio y calma a la mente en situaciones de esfuerzo mental como, por ejemplo, en épocas de exámenes o ante una prueba, oposición, etc.

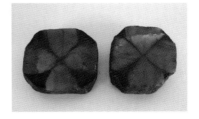

Para el alma

Algunos minerales, independientemente de su forma color, brillo, cristalización, dureza o transparencia, poseen la propiedad de actuar como resonadores con la fuerza vital de la madre tierra: éste es el caso de la quiastolita o piedra de las hadas; si la sostienes entre tus manos cuando meditas, sentirás que se van abriendo archivos de memoria celular que fortalecerán tu intuición y la confianza en ti misma, ya que ésta es la característica energética de este mineral: resonar con los códigos del planeta Tierra y sus cambios o ciclos evolutivos.

Para mantener siempre llena de energía y vitalidad tu piedra de las hadas, sólo tienes que darle baños de agua y sal para limpiarla, sacarla a la luz diurna de vez en cuando y llevarla contigo siempre que tengas ocasión de estar en parajes de la naturaleza donde haya flores especiales, flores que gustan a las mariposas, los colibríes y las hadas, especialmente si tienen forma de campanillas.

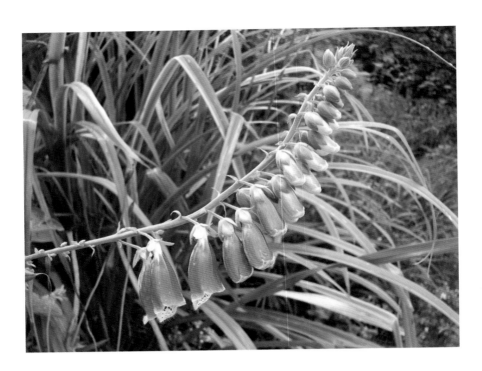

Rosa de Amor

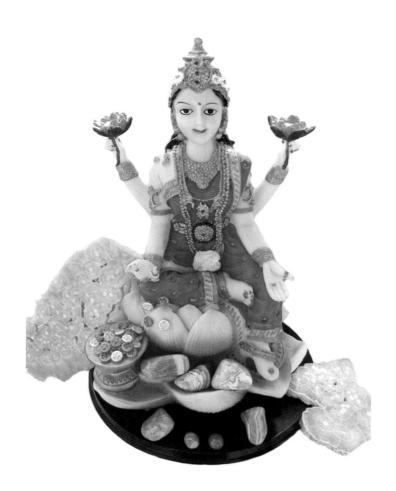

Riqueza femenina

Rodocrosita

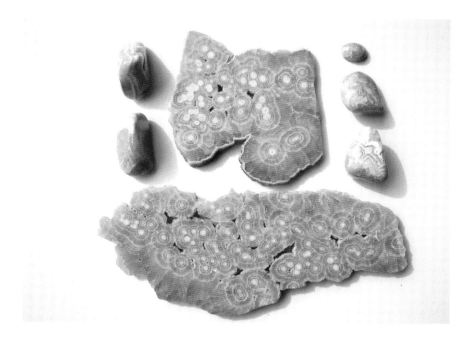

La energía de la rodocrosita actúa como un amplificador del bienestar. Esto quiere decir que no es necesario que te encuentres triste, cansada o sin vitalidad para sentir su atracción; por el contrario, si la rodocrosita llama poderosamente tu atención, reforzarás y ampliarás tu energía magnética. Es un mineral muy femenino no sólo por su color y forma, sino también por la calidez vibracional que emite. Su nombre procede del griego (*rhondon*) y significa «rosa de piedra». Y es un nombre muy acertado, puesto que su afinidad con el poder de la rosa es más que semejante.

Para el cuerpo

Si estás en contacto con la energía de la rodocrosita y te consideras una mujer tierna, te volverás más tierna aún, pero con más firmeza. Si te consideras una mujer rígida, de tu corazón aflorará la ternura y te encantará ese sentimiento.

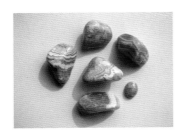

Si por tu trabajo o al practicar deporte o si caminas mucho cada día y tus músculos se quejan, la rodocrosita será milagrosa si te la aplicas sobre las piernas: unos cuantos cantos rodados de rodocrosita mientras estás tumbada unos minutos harán que sientas mucho alivio.

Si tienes la piel muy seca o irritada, adquiere un canto rodado de rodocrosita que sea especialmente de un color rosado intenso y, después de limpiarlo, colócalo en el frasco de tu crema corporal o facial. De esta manera la vibración de la rodocrosita impregnará los principios activos de la crema y notarás mayor alivio.

Si por tu trabajo pasas horas y horas delante de la pantalla de un ordenador y tus ojos tienden a irritarse, te irá muy bien disponer de dos piezas planas de rodocrosita como las de la fotografía, pero de un tamaño reducido para poder aplicártelas unos minutos sobre los ojos al llegar a casa, antes de irte a dormir.

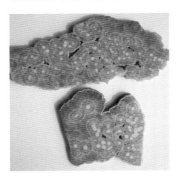

Si la tensión de las actividades diarias o las preocupaciones y responsabilidades hacen que sientas tensión en la zona lumbar o incluso en el nervio ciático, te convendrá tener una placa más grande de rodocrosita para poder colocártela en dicha zona sin que llegue a molestarte. Si el punto de tensión es en las cervicales, coloca allí las placas de rodocrosita unos minutos mientras te relajas estando tumbada.

Para la mente

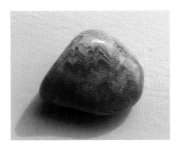

En el caso de que sientas que te cuesta relajarte, pues tu mente no deja de ir de una cosa a otra, te sugiero que coloques varios cantos rodados de rodocrosita en las articulaciones de tu cuerpo, por ejemplo, en los tobillos, sobre las rótulas, a ambos lados de la cintura, sobre los hombros, en las muñecas y codos, en la nuca y cóccix, y sobre la

zona del entrecejo. Cierra los ojos y trata de pensar sólo en el color y formas de
la rodocrosita. Inténtalo de nuevo varios
días seguidos y descubrirás en poco tiempo que ya te resulta más fácil y sencillo
relajar tanto el cuerpo como la mente.

Para hacer más positivas las ideas y
los pensamientos, para sentir que la intuición se fortalece y que las ideas creativas fluyen con facilidad, puedes colocar

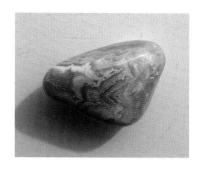

este mineral sobre tu frente en estado de relajación cada vez que quieras
y deberá tener una estructura de círculos concéntricos. Este tipo de rodocrosita ha crecido en forma de estalactita o estalagmita y se suele cortar
en forma de discos para poder engarzarla a modo de colgante; en tiendas especializadas o en ferias de minerales, podemos encontrar este tipo
de presentación, aunque también son útiles las rodocrositas cortadas en
forma de cabujón. Ambas modalidades se adaptan a la zona de la frente
mejor que los cantos rodados.

Para el alma

La mayor riqueza que puede poseer una mujer es sentirse segura al expresar su naturaleza tierna y cálida. La ternura es un don poderoso propio
de mujeres talismán, es sentir y permitir que la abundancia de la diosa
se exprese a través de cada una de nosotras, como Laksmi, la diosa de la
abundancia, la feminidad y la buena suerte.

La rodocrosita es una piedra talismán que amplía las cualidades positivas del corazón femenino. Si en lugar de un mineral fuera una flor, sería
la rosa. La rosa se considera la flor más bella y la que mejor representa lo
femenino. Flores con más colorido son excesivas. La rosa está en el punto
exacto de perfección. Su crecimiento es fractal. Esto quiere decir que va
creciendo aprendiendo de sí misma, circularmente, en forma de espiral,
obedeciendo y disfrutando de la ley que dice «el todo está en la parte y la
parte está en el todo».

Se dice que la rosa llegó a la Tierra en los tiempos de Lemuria (continente y civilización más antiguos que la Atlántida), traída por los maestros
ascendidos de la Hermandad Blanca desde Venus. Sea como fuere, la rosa

siempre ha representado los atributos de Venus: belleza, perfección, alegría, creatividad, pasión, amor, armonía, amistad. Y sí, tiene espinas, pero en lugar de ser un inconveniente, resulta una ventaja, ya que nadie puede acercarse a una rosa si no tiene precaución y respeto, pues sabe «defenderse». La vibración de la rosa es sanadora, reparadora, inspiradora. Desde tiempos antiguos, la rosa se ha empleado en remedios naturales para la sanación de mujeres. Es la flor (junto con el loto) que en más ocasiones se cita para simbolizar las cualidades de las diosas. Las propiedades aromaterapéuticas de la rosa se deben a que en su fragancia existen más de cuatrocientos componentes volátiles, que, a nivel vibratorio, quiere decir que su energía sutil posee un poder reparador áurico impresionante.

Cada día, la rosa debería estar presente en la vida de cada mujer: cultiva un rosal y ponle tu nombre (aunque sea en una maceta, florecerá). Con ella se elabora agua de rosas o aceite de rosas para la suavidad de la piel. Confitura de rosas (las rosas pueden comerse, cocinarse, se pueden elaborar mermeladas con ellas, etc.). Los spray áuricos de limpieza energética siempre llevan en su composición pétalos de rosas. Añade pétalos de rosa a la bañera cuando quieras tomar un baño revitalizador o sedante. Regálate rosas, tenlas presentes en tu casa, en tu trabajo; te recordarán tu propia belleza interior y exterior.

Volviendo a la rodocrosita (la rosa del reino mineral), para su limpieza tendremos en cuenta que es un mineral delicado que no admite el método agua-sal, por lo que se podrá sumergir unos minutos en agua a la que se le habrá añadido una infusión de salvia. No le conviene que le de la luz del sol

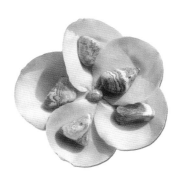

directa, pues podría perder su delicado color rosado. Para mantener su vitalidad y brillo, de vez en cuando colócala en el centro de un triángulo de velas rosas o debajo de una pirámide de papel, aplícale unas gotas de aceite de sésamo y, sobre todo, periódicamente coloca tus rodoc rositas entre pétalos de rosas, tal y como te muestro en la fotografía: sobre pétalos y cubiertas por pétalos, déjalas unas horas así, y verás y sentirás su fuerza energética.

Rodonita

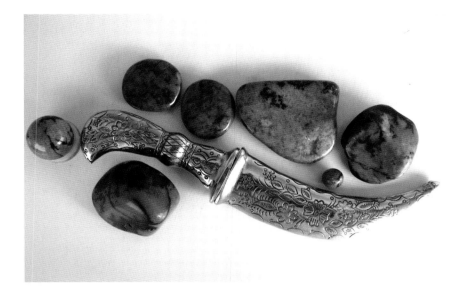

El nombre de rodonita también proviene de rosa. Pero la energía de la rodonita no es cálida y delicada como la de la rodocrosita: observa la fotografía: esa daga femenina esta ahí para que recordemos que la cualidad principal de la rodonita es ayudarnos a cortar todo lo que en nuestra vida no sea para nuestro mayor bien y para poder vivir sin miedos ni ataduras, sin dependencias ni concesiones. La rodonita también es una piedra muy femenina y tiene mucho que ver con la vibración de la rosa, pero con las rosas rojas de valentía, decisión y fuerza interior.

Para el cuerpo

Las líneas y manchas negras son inclusiones dendríticas de óxido de manganeso que vibracionalmente capacitan a la rodonita para absorber y drenar la energía bloqueada de dolor y sufrimiento que pudiera existir en el chakra del corazón o en cualquier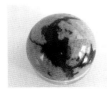

otra parte del cuerpo donde la situemos: masajear la piel de la zona donde sintamos dolor con una esfera de rodonita, nos transmitirá una sensación de alivio casi inmediata.

Para la mente

Cuando alguna circunstancia de nuestra vida diaria nos saca de nuestro centro, es decir, nos descentra y entramos en un conflicto interno donde nuestros pensamientos se convierten en nuestros peores enemigos, la energía de la rodonita puede ayudarnos a cortar, comprender y alejar todo lo que nos resulta conflictivo al aportarnos clarificación en nuestra mente. Esta capacidad talismánica de alejar conflictos ha sido la cualidad por la que la rodonita se considera una piedra amuleto desde siempre. Su coloración rosada armoniza y sus inclusiones negras liberan lo negativo. Evidentemente, ninguna piedra tiene tal poder si previamente nosotras mismas no lo ponemos a funcionar desde nuestro sentimiento, acción y discernimiento; recordemos que los cristales de sanación son sólo resonadores de nuestros estados internos y con su vibración cristalina a nivel energético apoyan el enfoque que una misma le va dando a sus decisiones, pensamientos y acciones.

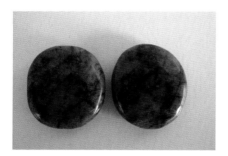 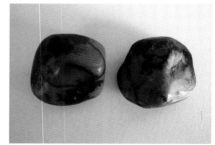

La rodonita estabiliza los estados en los que, por la razón que sea, sentimos enfado, rabia, enojo o impotencia por habernos equivocado o por sentirnos defraudadas. La rodonita no es para mujeres caprichosas que se enfadan por cualquier contrariedad sin importancia: es para mujeres valientes y consecuentes que han actuado desde el corazón y se han visto defraudadas, ya sea en el ámbito laboral, familiar o sentimental. La rodonita apoya los estados mentales en los que se requiere mucha valentía para cambiar dolor por sabiduría y capacidad de propósito para aprender de lo acontecido y seguir con firmeza creyendo en una misma y en la vida. Rectificar es de sabias: si por la razón que sea te das cuenta que has estado «dando perlas a los cerdos», rectifica, aprende, sigue y confía con valentía. Aprender de los propios errores es una de las enseñanzas de esta realidad tridimensional que nos hace crecer, superarnos y ser mejores: ésta es la ayuda de la rodonita, piedra de la valentía femenina donde las haya.

Los bloqueos energéticos que pudieran haberse alojado en forma de dolencia física en algún órgano, víscera o sistema de nuestro cuerpo, se irán desbloqueando con el uso continuado de la Rodonita.

Procedimiento: necesitarás tener varias piezas de rodonita para hacerte este autotratamiento: tres rodonitas de forma aplanada para poder colocártelas debajo de las rodillas (en la zona poplítea) y en la zona de la nuca (al ser aplanada no te molestará). Dos cantos rodados de tamaño mediano-grande para tenerlas una en cada mano. Y siete más para colocarlas una sobre cada chakra: zona pélvica, ombligo, plexo solar, corazón, garganta, frente y coronilla. Una vez colocadas las rodonitas sobre tu cuerpo y mientras estás tumbada con la mente y el cuerpo serenos, trata de no pensar en nada más que en tu propia respiración: sé consciente de que sobre tu cuerpo está activándose la energía de ayuda que te transmite la fuerza energética de la rodonita; respira con calma lenta y profundamente, confía y siente que en cada respiración tu entramado energético se va liberando de pequeños nudos bloqueadores que limitaban el correcto fluir de tu vitalidad. Repite este autotratamiento cada día hasta encontrarte mejor, y entonces ve espaciándolo hasta que tu intuición te diga que la rodonita ya ha hecho su trabajo.

Para el alma

El tratamiento anterior es también válido y muy eficaz en los casos de recuerdos dolorosos relacionados con experiencias traumáticas por haber padecido abusos de cualquier índole: agresión sexual o física, amenazas, shock emocional, pérdida traumática de un ser querido, accidente, intervención quirúrgica, diagnóstico de una enfermedad más o menos grave,

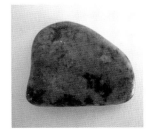

etc. Además de sentirnos con más fuerza interior cada vez, la ayuda de la rodonita nos irá fortaleciendo la confianza de estar sostenida, guiada y apoyada por la energía espiritual de nuestros seres afines desde el nivel del alma. En estos casos será conveniente que, además de realizarte el autotratamiento propuesto, dispongas también de una rodonita de mayor tamaño e igualmente de forma aplanada para poderla situar debajo de la almohada cuando descanses o te dispongas a dormir. Durante el día es muy aconsejable que la lleves en contacto sobre tu piel, como colgante a la altura del corazón, ya que hará su trabajo energético de reparación.

Para su limpieza, puedes sumergirla a diario unas horas en agua, a la que habrás añadido una infusión de salvia, y también puedes colocarla un rato debajo de una pirámide de papel, pero, sobre todo, periódicamente, sitúala en un lecho de rosas rojas para que la fuerza y la belleza de la flor más femenina y perfecta que existe vaya dinamizando su vitalidad.

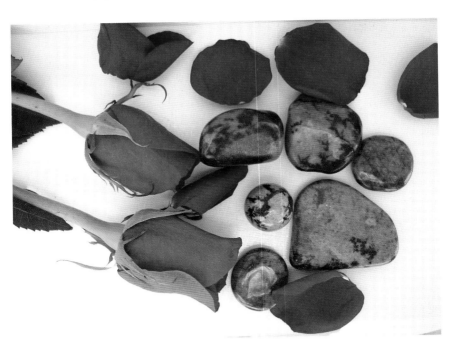

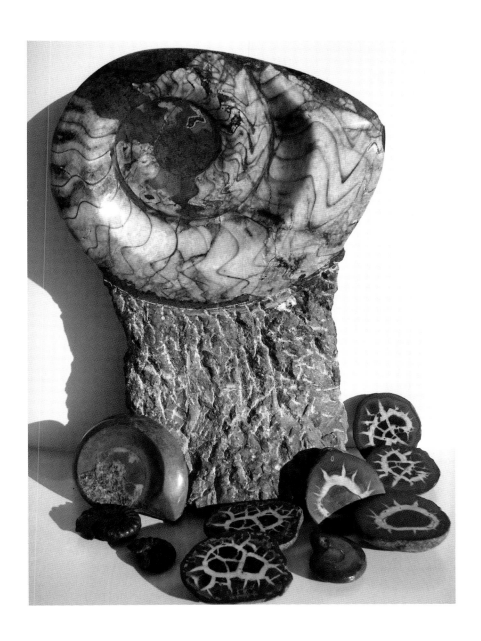

Regalos de Gaia

Septaria

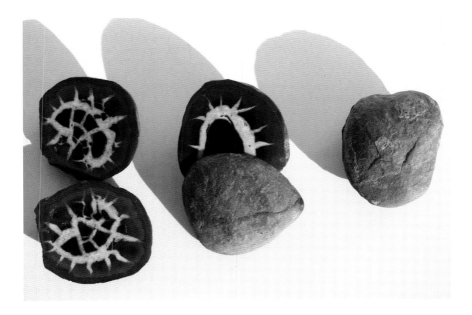

Considero los cristales de sanación fosilizados como auténticos regalos de la Madre Tierra, Gaia, la Pachamama que nos gratifica, a través de la ley del azar, con estas maravillas de la naturaleza. Se llama septaria a las rocas de una antigüedad de millones de años y pueden presentar diversos aspectos. Algunas de ellas no son fósiles, sino que dentro de una roca de arcilla ferrosa, el carbonato cálcico ha adoptado formas preciosas. Las que a nivel energético nos brindan mayor y mejor efecto sanador a las mujeres son las que en su interior poseen espectaculares y mágicos dibujos que, en realidad, son, como muestran las fotografías, concreciones de cropolitos septerizados, es decir, lo que en su día fueron animalitos y plantas de origen marino y terrestre y que, por este motivo, poseen una intensa fuerza energética.

Para el cuerpo

Hoy en día te resultará fácil encontrar septarias en tiendas especializadas de minerales o en ferias de mineralogía. Elige una septaria que llame tu

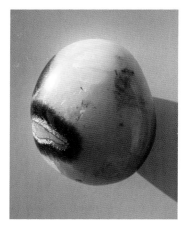

atención, que tu intuición te diga que la Madre Tierra te la está poniendo en tus manos, escógela por su forma, su simetría, su color y su dibujo interior.

La septaria posee la fuerza magnética de atraer hacia sí la energía que en forma de nudo o bloqueo energético puede estar provocando un dolor muscular tras un pequeño golpe o accidente. Su capacidad de disolver nudos energéticos cuando la pasamos a unos centímetros del cuerpo físico, disipa el dolor o molestia tanto en tu propio cuerpo como en el de otra persona.

Procedimiento: toma cada una de las dos partes de la septaria con tus manos (la posición es una mano frente a otra) y realiza varios pases energéticos (sin tocar la piel) a unos centímetros sobre la zona que te esté causando dolor, al unísono y en sentido rotatorio, haciendo círculos y espirales tanto a derecha como a izquierda durante unos segundos. A continuación, para limpiar la septaria de cualquier posible energía no armónica que se haya podido adherir a la misma, sólo tienes que acercarla a unos centímetros de la llama de una vela que tendrás ya cerca encendida.

La septaria es muy eficaz en caso de dolencias del aparato digestivo. En estos casos realizarás un autotratamiento de la siguiente manera: elige un momento del día en el que puedas estar relajada, tiéndete cómodamente en tu cama o sofá y coloca las dos partes de la septaria de manera simétrica sobre tu abdomen o vientre o zona renal (una al lado de la otra en posición vertical u horizontal, como mejor te parezca, guardando una distancia entre ellas de unos centímetros) y deja que actúe su fuerza sanadora y reparadora durante unos minutos. Repite esta operación durante dos semanas y prolóngala si sigues notando molestias. Recuerda que después de cada sesión debes limpiar tu septaria con la llama de una vela.

Para la mente

En ocasiones, las mujeres padecemos una sobrecarga energética que afecta físicamente a nivel de la cabeza y psíquicamente a nivel de ideas y pensamientos confusos; es como si lleváramos puesto un «sombrero» que ni nos hace falta ni nos sienta bien. Esta sobrecarga energética que nos resta intuición y claridad mental a la hora de tomar decisiones o tener pensamientos positivos puede ser eliminada con la ayuda vibracional de la septaria.

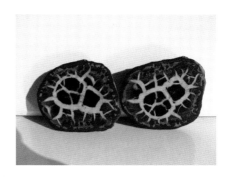

Procedimiento: toma cada parte de la septaria con una mano y realízate pases circulares alrededor de toda la extensión de tu cara-cabeza-cuello mediante movimientos lentos y circulares, tanto en sentido horario como antihorario. Pasa las dos partes de la septaria sobre la llama de una vela encendida y repite dos veces más la misma acción de masaje energético. Sentirás un alivio inmediato, pero tienes que repetirlo durante dos veces más al día y durante una semana.

Su vibración es análoga al amonite (caracoles fosilizados con forma espiral) y se utiliza desde tiempos remotos para estimular la visión interna y abrir la memoria celular en una terapia regresiva.

Otra de las ventajas de la septaria a nivel del pensamiento es que aporta seguridad si por tu trabajo tienes que hablar en público y temes quedarte en blanco o sencillamente para aportarte mayor seguridad.

Procedimiento: sólo debes tener cerca de ti la septaria; incluso puedes colocarla como ornamento sobre la mesa donde tengas que dar la charla.

Para el alma

La septaria es uno de los cristales de sanación más materiales y arraigadores que podemos utilizar; sin embargo, también nos aporta coherencia a nivel espiritual en un sentido igualmente de arraigo: nos sirve para estar enraizadas, con los pies en el suelo a la hora de realizar una canalización o visualización o realizar una terapia regresiva. Si la utilizamos a nivel ornamental, dejando a la vista algunas piezas de septaria en los lugares donde

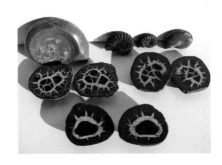

pasamos gran parte del día, su vibración permitirá realizar una limpieza áurica tanto de nuestro campo bioenergético como de las plantas y objetos personales.

En ocasiones podremos encontrar septarias que son un auténtico regalo de la naturaleza, como son las septarias con pirita arco iris.

Para su limpieza y vitalidad, la septaria sólo necesita que la saques al exterior de vez en cuando para recibir la luz tanto diurna como nocturna. En cuanto a su tamaño, puedes observar por las fotografías que varían; tendrás que elegir la que mejor se adapte a tus manos si lo que quieres es utilizarla para realizarte pases energéticos. Las de tamaño grande puedes adquirirlas para disponerlas por tu hogar, ya que tendrán mayor repercusión vibracional.

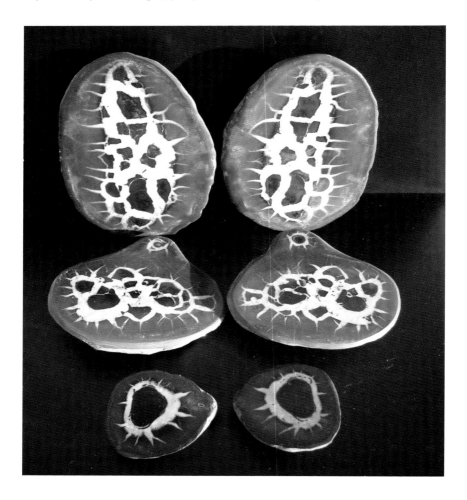

Serafinita

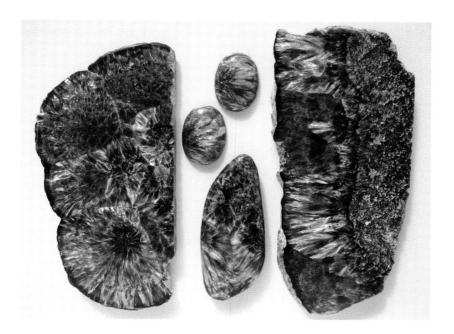

La serafinita es un clinocloro perteneciente al grupo de los clinocloros, con inclusiones de mica plateada que le otorgan ese aspecto único; parece que en su superficie hubiera formaciones de alas. Esta característica visual, además de su color especialmente verde, hizo que se le empezara a llamar serafinita por dos motivos: porque aporta serenidad y por su semejanza con nuestros seres afines, los ángeles, los serafines. Es un mineral muy blando (dureza 2 en la escala de Mohs) y procede de Siberia. Es una de las piedras considerada Nueva Era por sanadoras, mediums y videntes de todo el mundo.

Para el cuerpo

Se le atribuye la propiedad sanadora de equilibrar la frecuencia energética de todo el sistema de chakras si la colocamos sobre nuestro corazón durante unos minutos en estado de relajación y, a continuación, la situamos

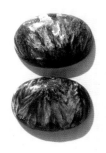

unos minutos más sobre el chakra de la coronilla. También podemos realizar este autotratamiento con dos cabujones (como los que muestra la fotografía) de tamaño parecido, uno sobre el corazón y otro sobre la zona alta de la cabeza, en el chakra de la corona.

Como todos los cristales de sanación verdes, la serafinita nos ayuda a conectar con nuestra verdad interior, que es poder personal, valentía, capacidad de decisión, coherencia, entusiasmo, pasión, eternidad, atractivo y belleza. Pero además, la serafinita nos aporta a las mujeres la fuerza de la gracia. Esto quiere decir que si crees en ti misma, si te ayudas a ser mejor cada día todos los días de tu vida, la ayuda desde los planos de existencia, los angélicos concretamente, fluirá y podrás llegar a sentir una sutil y poderosa fuerza de sustento para poder conseguir lo que te propongas sintiéndote vital y llena de energía.

A nivel físico, su poder sanador se está comparando con el de la chaorita y el de la sugilita a nivel reparador de posibles enfermedades de saturación energética que ya han arraigado en el cuerpo físico provocando dolencias severas como tumores, cáncer y enfermedades de la columna vertebral. En tales casos se debe utilizar de la siguiente manera: llevar una serafinita en contacto permanente con el cuerpo, sobre la zona del corazón, como colgante. Meditar a diario unos minutos colocando una serafinita de tamaño mediano como el que muestra la fotografía, situándolo sobre el chakra del corazón y tratando de sintonizar con la fuerza angélica y sus atributos sana-

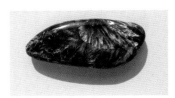

dores, imaginando cómo el aire que se respira es de cualidad cromática verde. Esta vibración será recibida a nivel celular por cada una de las células del cuerpo, especialmente de aquellos órganos, vísceras o sistemas que así lo necesiten para elevar su vibración.

Para la mente

Los ángeles son afines al elemento aire y se comunican con los humanos en el nivel del pensamiento. Pero para advertirlos, nuestra mente ha de estar en calma y paz. Los ángeles son entidades de luz de gran poder y de una vibración elevadísima, capaces de trasladarnos a estados mentales donde es posible sanar cualquier dolencia permitiendo que la mente ceda a las limitaciones de pensamientos negativos y que se produzcan auténticos milagros. Se habla y se escribe mucho sobre las cualidades de nuestros seres afines, los ángeles y entre ellos, la orden solar de los serafines. Pero es curioso comprobar cómo en casi ningún lugar se alude a la importancia que tienen las angelinas y arcangelinas, pues son el complemento de unidad de cada atributo angélico. Por este motivo he considerado importante incluir en este apartado una breve referencia sobre las cualidades y atributos de las 7 arcangelinas de los 7 arcángeles de las 7 órdenes solares ya que la frecuencia de la serafinita es cálida y femenina. Siempre se ha producido una afinidad entre los cristales de sanación y la energía angélica pero es más patente en determinados cristales, y la serafinita hasta lleva su nombre por la facilidad de conexión que proporciona con estas amorosas y poderosas entidades de luz de otro nivel de realidad.

Arcangelina FE

Entidad de luz complementaria al arcángel Miguel y sus atributos de protección, decisión, voluntad, capacidad de acción y poder. Todos estos atributos sin fe, no se reciben ni se pueden expresar: no se puede pretender recibir protección de los planos angélicos si no tenemos fe de que así será. No podemos incrementar nuestra decisión, voluntad, capacidad de acción ni nuestro poder personal sin tener fe.

Arcangelina CONSTANCIA

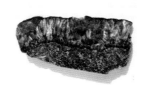

Entidad de luz complementaria al arcángel Jofiel y sus atributos de conocimiento, sabiduría, amor divino, sanación milagrosa. Todos estos atributos no se podrán integrar ni manifestar, ya que, aunque pidamos ayuda para saber discernir (conocimiento), para saber actuar con sabiduría, para recibir amor de los planos superiores y recibir milagros, si no somos constantes, si sólo pedimos y luego seguimos lamentándonos o nos posicionamos en la indefensión, no tendremos ningún resultado, ya que no habrá habido constancia.

Arcangelina CARIDAD

Entidad de luz complementaria del arcángel Chamuel y sus atributos de armonía, realización a través del amor, creatividad, pasión. Todos estos atributos sin la necesaria capacidad de ser caritativos (es decir, merecedores), no se podrán expresar ni habrá cambios; si no somos capaces de centrarnos en nuestra armonía interior, el amor y la dignidad por una misma y aplicar lo necesario para armonizarnos siendo capaces de saber recibir en lugar de sólo dar, no se podrán expresar. Ser caritativas con nosotras mismas significa quererse, amarse y valorarse.

Arcangelina ESPERANZA

Entidad de luz complementaria al arcángel Gabriel y sus atributos de impecabilidad, renovación, purificación, apertura a nuevos caminos, sincronicidad hacia estados de mejora, sanación milagrosa de cualquier dolencia. Todos estos atributos, si no tenemos la esperanza de que así será no funcionarán: sin esperanza no habrá ni cambios ni milagros y las «buenas nuevas» que traen los ángeles blancos del arcángel Gabriel no podrán «preñarnos» con su luz renovadora.

Arcangelina CELESTE (calma y paz)

Entidad de luz complementaria de los atributos del arcángel Rafael, que son: verdad, sanación, belleza, arte, inspiración, ayuda celestial para superar pruebas. Todos estos atributos no se producirán si no mantenemos la calma y la paz interior necesaria para que puedan expresarse y sentirnos centradas en nuestra propia verdad, que es estar sanas, ser eternamente bellas, expresar

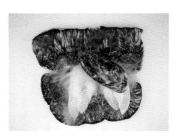

nuestros dones artísticos, sentirnos conectadas a la inspiración y capaces de superar cualquier prueba a la que los desafíos de la vida diaria pueda enfrentarnos. Las mujeres somos las herederas de las espadas de fuego de los ángeles capaces de cortar cualquier forma de aprender a través del sufrimiento (por eso los ángeles llevan espada).

Arcangelina GRACIA

Entidad de luz complementaria al arcángel Uriel y sus atributos de suministro, grial, elixir de vida, providencia, consuelo, guarda, protección milagrosa, valor. Todos estos atributos no se pueden advertir si no somos capaces de sentirnos agraciadas, merecedoras de recibirlos.

La gracia es la capacidad de sentir un estado interior y exterior de merecimiento y confiar en que el «alimento» de los planos celestiales puede abastecernos, proveernos de lo que necesitamos en cada momento para renovarnos (fuerza griálica, elixir de vida), que nuestra madre providencia nos proveerá siempre sin permitir que pasemos carencias de ningún tipo, sentir el consuelo celestial que nos reconforta en los momentos de desamparo y soledad donde se enciende una luz en las noches oscuras donde parece que el Sol no volverá a brillar.

La gracia es sentir en nuestro interior una fuerza celestial que guarda y protege la luz que somos y que nos da el valor necesario para seguir caminando con los pasos acertados mientras nos dirigimos hacia donde nuestro corazón nos quiera llevar por nuestro mayor bien.

Arcangelina AMATISTA (libertad):

Entidad de luz complementaria al arcángel Zadquiel cuyos atributos principales son: la transmutación, la liberación, el perdón y la alegría.

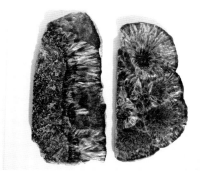

No podemos sentir la capacidad de transmutar (alquimizar los errores), liberar (los recuerdos dolorosos), ni perdonarnos a nosotras mismas o a otros, ni sentir el gozo y la alegría que supone vivir sin estos pesos sin la capacidad de permitir sentirnos libres, capaces de liberarnos de todo el peso que nos causa pesar y entregarlos al cielo, a los ángeles de la transmutación y de la libertad para volver a retomar nuestra alegría de vivir que nos pertenece por derecho propio, por estar aquí, experimentando las lecciones de la materia en un cuerpo humano y femenino.

¿Por qué esta ligada la evolución del ángel a la evolución humana?

El ser humano evoluciona en el mundo material, en el mundo de la FOR-MA, en la realidad donde se expresan las energías o vibraciones hasta hacerse visibles. El ángel evoluciona en la matriz de la realidad, donde se combinan las energías sutiles que derivaron en la forma material, por eso sus cuerpos, su indumentaria es sutil, de vibración parecida a la electrónica. Pero lo más interesante de todo esto es que al ser su mundo el de la formación de la forma, la matriz de la estructura de la materia, se convierten en los hacedores, en los colaboradores del ser humano a través de la realización de sus objetivos materiales. De ahí la importancia, la maravilla y la certeza de que cuando invocamos, cuando pedimos ayuda a un ángel para que un objetivo personal se realice, ellos son capaces de «modificar» nuestra realidad, pues ellos son y están en el mundo de la FORMACIÓN, ellos son y están en la vibración o matriz que genera, que crea, que combina, que orquesta nuestra realidad material y nos pueden ayudar a cambiar de «matrix», es decir, a apartar el velo de toda trampa que nuestra propia mente haya creado en base a miedos y falta de merecimiento para que podamos llevar la vida de realización y plenitud que merecemos.[*]

Para el alma

Desde hace algunos años se está descubriendo la cualidad energética de la serafinita para trabajar el lado femenino de la persona y, sobre todo, para afianzar la autoestima y el poder personal de las mujeres; se utilizan serafinitas en imposición de cristales y en terapias de visualización y meditación para sintonizar con mayor facilidad con los arquetipos de la diosa. Desde su descubrimiento, la serafinita ha sido definida por sanadores y videntes como una de las piedras de sanación de la energía femenina y, sobre todo, para mujeres.

Para su limpieza no nos sirve el método de agua-sal por ser la serafinita un mineral de poca dureza y gran delicadeza (la sal le haría perder su brillo y vitalidad). El mejor método para limpiarla será mediante una infusión de salvia fría que aplicarás en toda su superficie mediante un paño de tela humedecido y, a continuación, la secarás cuidadosamente. Para

---

[*]   Estos apuntes forman parte de mi libro *El círculo angélico,* publicado por la Editorial Edaf.

su recarga energética, puedes colocarla en el centro de tres velas verdes que formen un triángulo y también, y muy especialmente, la cubrirás con flores blancas y verdes, como por ejemplo margaritas, tal y como muestra la fotografía.

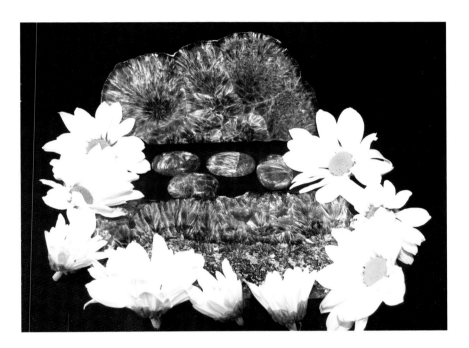

Serpentina

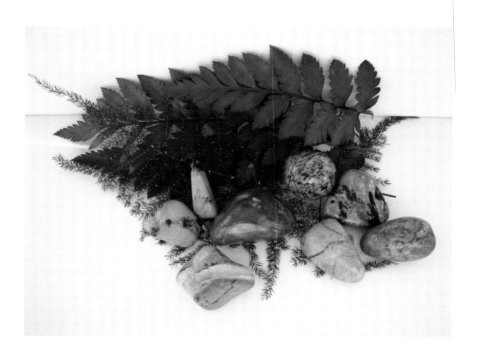

Serpentina es sinónimo de serpiente. Quizá se le dio este nombre a la serpentina por ser representativa de uno de los poderes de la Diosa Madre Tierra: las líneas telúricas que atraviesan toda su extensión y que energéticamente son líneas de fuerza serpenteantes, como serpientes de luz vivas. La serpentina posee esta energía, la de permitir que la energía caótica se armonice, se libere, se diluya.

Para el cuerpo, para la mente, para el alma

La serpentina es uno de los cristales de sanación que mejor dinamiza, extrae y transforma la energía de sufrimiento del corazón femenino.

Como todos los minerales verdes, nos ayuda a centrarnos en nuestra propia verdad, y la verdad de toda mujer se ancla en el centro de su ser, que es el corazón, por eso, la serpentina es uno de los minerales sanadores del corazón. La serpentina es capaz de extraer cualquier energía de veneno (no verdad) que pudiera estar anclada en el corazón femenino por cuestiones de dolor, sufrimiento extremo, experiencias traumáticas, disgustos que nos han dejado casi sin vida y que sin embargo, como mujeres valerosas, hemos guardado en algún rinconcito del corazón y se nos ha olvidado dónde dejamos la llave para poder abrir de nuevo nuestros sentimientos y confiar en que todo tiene solución mientras estemos vivas, y, si estás leyendo esto, es que estás muy viva, y, además, tus aliados,

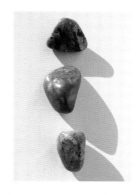

los cristales de sanación, te están guiñando su ojo brillante y cristalino.

De todos los minerales verdes, la serpentina es uno de los que más variados matices de verde posee. Podemos encontrar serpentinas combinadas con inclusiones negras, serpentinas de un color casi amarillo, serpentinas con franjas doradas brillantes, serpentinas como la atlantisita con inclusiones rojas. Serpentinas totalmente verdes luminosas… Tenemos donde elegir. Lo común de todas ellas es la energía reparadora que poseen mas allá de su color, que siempre reflejará la poderosa fuerza regenerativa del verde de la verdad brillando como un sol regenerador.

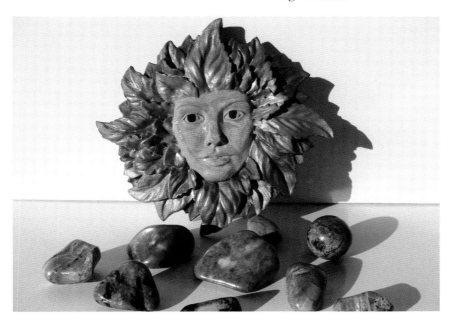

Otra de sus cualidades es reafirmar nuestra libertad, independencia y autonomía tras una ruptura sentimental en la que tengamos que atravesar una sanadora etapa de soledad: la energía de la serpentina nos ayudará a saber distinguir entre estar solas y estar aisladas, ya que, en ocasiones, cuando se pierde o se arrebata la esperanza y la confianza en la vida, nos sentimos aisladas cuando, en realidad, no nos damos cuenta de que es una oportunidad de retomar en soledad el poder de volver a tener el control y dominio de nuestro tiempo, espacio, dinero y decisiones, que ya las volveremos a compartir cuando así nos lo diga el corazón (y la cabeza), por supuesto. Para la recuperación de la independencia está especialmente indicada la serpentina de color verde oscuro, la menos amarillenta que puedas encontrar. A este tipo de serpentina se le llama «la piedra del Amazonas». Adivina por qué. Efectivamente, era la que llevaban como emblema las amazonas y es originaria de Perú. Puedes adquirirla como colgante y llevarla una buena temporada en contacto con tu piel en la zona del corazón, pero también puedes conseguirla en forma esférica de tamaño pequeño/mediano para poder tenerlas en las manos cuando estés relajada o un ratito antes de dormirte, ya en la cama.

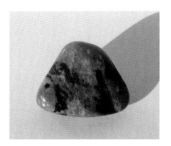 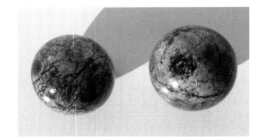

La energía transformadora de la serpentina se debe a que se trata de un mineral metamórfico: desde su origen va pasando por diversas transformaciones en las que se van añadiendo en su formación diferentes minerales como, por ejemplo, el olivino. Esta cualidad hace de la serpentina una piedra de compañía para determinados momentos o etapas de nuestra vida en las que tenemos que deshacernos de tanto peso como puede ocupar la tristeza, la falta de confianza en una misma, en el amor y en la vida en general.

Las serpentinas de tonalidad amarillenta sirven para tratar el chakra del plexo solar, ya que energéticamente irán desbloqueando la confianza y capacidad para realizar los proyectos y metas que hayamos podido dejar de lado al quedarnos temporalmente sin ilusión o vitalidad. Idealmente se sugiere que, al tratarte con la ayuda de la serpentina, puedas adquirir varios cantos rodados de diferentes tonalidades que vayan desde el amarillo claro al verde profundo y que tengan bandas o manchas negras unas y franjas doradas las otras. La serpentina con bandas doradas te ayudará a nivel intuitivo ya que sintoniza con el chakra de la corona. Cuando hayas adquirido por lo menos 7 cantos rodados de serpentina puedes realizar el tratamiento que te describo a continuación en sesiones de una vez al día durante 12-30 minutos y, en la medida que te vayas encontrando mejor, puedes ir espaciando las sesiones (en lugar de a diario, por ejemplo, alterna los días). Tu intuición te hará saber cuándo dar por finalizado el autotratamiento. Ésta es otra de las ventajas de los cristales: no crean dependencia, ya que sólo potencian lo mejor de cada una de nosotras que puede estar en estado de bloqueo.

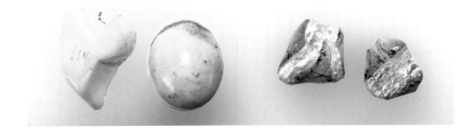

Procedimiento: coloca una serpentina de tonalidad amarilla sobre la zona de tu plexo solar. Otra de tonalidad muy verdosa con líneas o manchas negras sobre la zona de tu corazón. Otra de bandas o líneas doradas sobre tu frente. Otra similar en la zona de tu coronilla y las dos restantes en tus manos. Permanece en estado de relajación y trata de descansar y no realizar ninguna actividad más que irte a dormir. Por la mañana te encontrarás mucho mejor. Recuerda limpiarlas después de cada sesión sumergiéndolas en agua con infusión de salvia.

Shiva lingam

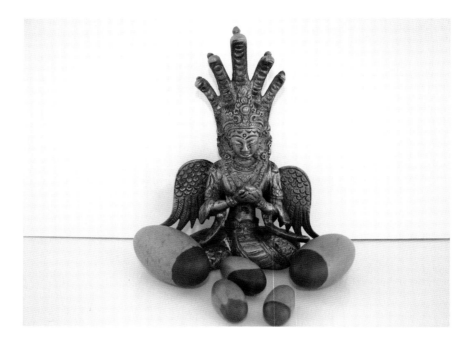

La forma de esta piedra es masculina, fálica, en forma de pene con su marcado prepucio coloreado, y, sin embargo, es una de las más antiguas por formar parte de los rituales hindúes en honor a la Gran Diosa. Por este motivo la he incluido en este libro. Para las tradiciones hindúes representa a Shiva y a los rituales de fecundidad y prosperidad donde desde tiempos prehistóricos ya se le ofrecían pétalos de flores mientras se cantaban mantras y se vertía sobre él una mezcla de leche y miel como símbolo del semen divino fecundador.

Para el cuerpo

Al shiva lingam se le atribuye la propiedad de restaurar la confianza sexual, la capacidad de gozo, placer y sanar los posibles traumas sexuales que puedan estar provocando rechazo a las relaciones íntimas o inapetencia sexual. Es una de las denominadas piedras de altar; esto quiere decir que más que para colocarla sobre el cuerpo físico, se utiliza para tenerla en el altar personal en un lugar especial de la casa o habitación. Su presencia física ejerce una vibración especialmente fertilizadora y positiva por su energía de forma; la forma ovoidal representa buen augurio para nuevos comienzos, realización y concreción de planes y metas en las que estemos trabajando o concibiendo.

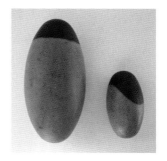

Para la mente

En la India se adora al shiva lingam como tributo para conseguir *bhukti* y *mukti* (liberación y placer) de Prakriti (Naturaleza). Su presencia en nuestro entorno personal, ya sea a nivel decorativo o más ritualmente en nuestro altar de minerales particular, propiciará la apertura de la memoria celular y de manera no racional ni lógica iremos sanando cualquier limitación que tenga que ver con nuestra sensualidad o poder de seducción, fomentará el lado atractivo de nuestra naturaleza femenina que en algún momento de nuestro ciclo evolutivo vivimos sin tabú, de forma sagrada, tal y como se concebía la sexualidad en Oriente.

Para el alma

La energía femenina o shakti, representada por una imagen de Devi o divinidad femenina con la mitad del cuerpo en forma de serpiente (la energía Kundalini), era el lugar donde se mantenía de forma permanente un lingam para fomentar el despertar espiritual creativo de la llamada serpiente dormida del chakra sacro (zona sagrada) del ser humano.

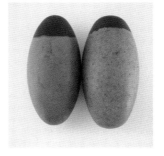

Si sientes que tu sexualidad ha sido dañada o te gustaría potenciarla, expresarla, sanarla, o simplemente mejorar tus relaciones íntimas hacia el tantra o sexualidad sagrada, el shiva lingam puede convertirse en una de tus piedras favoritas a la hora de meditar.

Procedimiento: adquiere dos shiva lingam de tamaño parecido y sostén uno en cada mano mientras, en posición de relax y con los ojos cerrados, te transportas a espacios de calma y paz a través de la música (preferentemente de sonidos hindúes, sitar, cantos devocionales, mantras, etc.). Sentirás una alegría y una paz interna que se manifestará en forma de seguridad en ti misma.

Para que tu shiva lingam se mantenga en perfectas condiciones vibracionales, sólo tienes que limpiarlo con un paño humedecido en una infusión de salvia y pasarle el humo de un incienso por su superficie.

Stromatolita y nebula

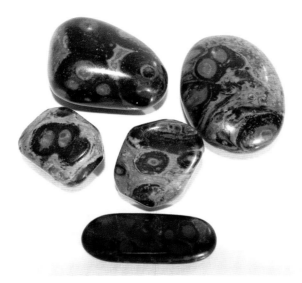

La stromatolita es un mineral muy especial: mineralógicamente se cataloga como un jaspe (mezcla de minerales de la familia del cuarzo) que contiene algas fósiles. Sin embargo, he podido comprobar en distintos países, tanto en tiendas como en exposiciones y ferias minerales, que muy pocos especialistas en minerales de sanación son capaces de diferenciarla de la llamada piedra nebular o nebula. La verdad es que físicamente se presta a confusión el hecho de que ambas presentan formas circulares de los llamados ojos, pero nada tienen que ver la una con la otra a nivel energético. También su precio es diferente: la stromatolita es mucho más asequible, mientras que la piedra nebular resulta más cara y difícil de encontrar.

La stromatolita es un cristal de sanación que conecta con las cualidades de curación que desarrollamos en la Atlántida. La piedra nebula está siendo utilizada por videntes y psíquicos para conectar con realidades paralelas, médicos del cielo y consciencias de otros planetas muy lejanos en el espacio material, pero muy cercanos en la multidimensionalidad donde en estado meditativo no existe ni el tiempo ni el espacio.

Incluyo aquí una imagen de ambas: la más oscura es la piedra nebula y la más clara es la stromatolita. Recuerda: una es para conectar la mente con la multidimensionalidad (piedra nebula, la de la izquierda, la más oscura) y la otra es para afianzar la capacidad de sanación y archivos de memoria celular de tiempos pasados aquí en la Tierra, principalmente en la Atlántida (stromatolita, la de la derecha, la más clara). Las dos son especiales. Pero aquí

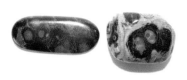

te hablaré de la stromatolita como cristal de sanación especializado en la energía femenina, mientras que la piedra nebula (que adoro) es un mineral especializado para personas que canalizan mensajes de los hermanos del espacio e investigan las huellas que de estas civilizaciones espaciales han quedado en lugares determinados del planeta. La finalidad de este libro es mejorar la conexión contigo misma, no la conexión intergaláctica, que también está bien, pero merecería otro libro entero. Mi sugerencia es que preguntes a tu corazón que intuitivamente te guíe hasta la que mejor sintonice con tu presente e inquietudes y, seguramente, con el tiempo elegirás las dos. Que así sea.

Para el cuerpo

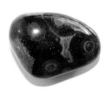

La stromatolita es una piedra de sanación (como todos los minerales verdes) del chakra del corazón. Su vibración, si la sitúas sobre tu pecho, es tranquilizadora, reparadora de antiguas heridas sentimentales, relajante y calmante. Su energía sanadora va reparando el entramado del campo bioenergético de la zona del cuerpo donde hayamos podido sufrir una intervención quirúrgica; si la colocamos sobre la cicatriz unos minutos, tres veces al día, durante varias semanas, ésta mejorará tanto a nivel sutil como a nivel epitelial.

Si ante un cambio (de trabajo, de ciudad, de casa, etc.) te sientes insegura o con apego a lo antiguo, la stromatolita te aportará su energía de arraigo para que sientas fluir lo positivo que trae todo cambio que la vida nos propone y que siempre es un parabién, pero que al principio podemos somatizar como malestar en el cuerpo (dolores de cabeza, estrés muscular, cansancio físico, insomnio, etc.). Si te sientes identificada, te sugiero que adquieras una stromatolita en canto rodado de tamaño mediano y que la coloques sobre la zona de tu plexo solar durante unos minutos al día, preferentemente después de comer, aprovechando unos minutos de relax.

Para la mente

Cuando una relación sentimental ha terminado, el corazón lo sabe, pero la mente se resiste. En estos casos, la stromatolita nos ayuda a que seamos objetivas y volvamos a retomar nuestro poder personal superando posibles miedos cuando una relación amorosa ha dejado de ser una relación amorosa. Puede que la mente continúe su parloteo de poner parches, intentando ver fuego de pasión donde sólo quedan cenizas de desdén; meditar mientras sostienes entre las manos una stromatolita permitirá que los pensamientos de fracaso, de tristeza, de seguir buscando estrategias para sacar a flote una relación sentimental acabada se vayan sustituyendo por un nuevo enfoque de mayor dignidad, fuerza, independencia y capacidad para retomar las riendas de la propia libertad dejando de hacer concesiones: la fuerza de arraigo de la stromatolita ayuda a centrar, a arraigar y a que la mente sea objetiva.

Para los indios nativos norteamericanos, esta piedra era muy valiosa por su capacidad energética de reparar el sentimiento de pérdida cuando moría un ser querido, sobre todo si se trataba de un hijo o un esposo. La stromatolita nos ayuda en los procesos de duelo, ya sea físico o sentimental.

Para el alma

Como decía al principio de la presentación de esta antigua y singular piedra, en su interior contiene algas fósiles, lo cual, además de su color, aporta una especial cualidad de conexión con las realidades marinas profundas. He tenido alumnas que me han relatado sus experiencias meditativas como viajeras de realidades paralelas, donde han conectado con sirenas, delfines y civilizaciones oceánicas paralelas a nuestra realidad tridimensional. Cuando se habla o se escribe sobre estos temas, no se puede categorizar nada, pero algo de cierto hay en el sentido de que hasta científicamente se sabe que, en realidad, sólo somos conscientes de un 3 % de lo que realmente existe, por lo que no es nada fantasioso pensar y sentir que las realidades del alma, mas allá del tiempo y el espacio, son infinitas. Si te atrae todo lo que sea marino, oceánico… si para ti el verde-azul profundo del mar tiene un especial significado, e incluso sientes que te une un vínculo no racional con las femeninas sirenas, la stromatolita te está invitando a que te relajes, pongas música de sonidos de olas y delfines y permitas que con sus círculos verdes te transporte mas allá de la imaginación a realidades guiadas por tu alma.

Para este tipo de meditaciones lo más conveniente es que coloques tu stromatolita sobre la frente, en la zona del chakra del entrecejo.

Para la limpieza y recarga energética de la stromatolita, bastará con que la limpies de vez en cuando con agua de mar o con una infusión fría a base de algas marinas.

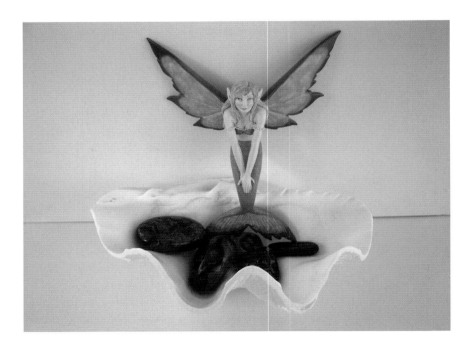

Turmalina bicolor

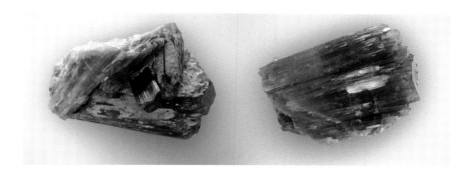

Energéticamente, la frecuencia de las turmalinas sirven para reequilibrar la energía trina: cuerpo, mente y sentimiento. Pero esto es así muy especialmente en el caso de las turmalinas de dos tonalidades o bicolor y más especialmente aún en los ejemplares de turmalinas verde-rosadas, pues son, además de emblemáticamente afines al chakra del corazón, representativas de los sentimientos femeninos. Para nosotras las mujeres, las turmalinas verde-rosadas son auténticas dinamos de equilibrio y sanación para nuestros corazones tan fuertes y poderosos como frágiles y sensibles.

Para el cuerpo

Por nuestra naturaleza femenina, las mujeres poseemos generalmente la tendencia de centrar nuestra vida en torno a los sentimientos; es como si nuestro corazón fuera el eje en torno al cual gira todo lo que para nosotras tiene sentido, hasta el punto de que, cuando recibimos un desengaño sentimental, ya sea a nivel de amistades, familia o amor, nos venimos abajo al mismo tiempo que, en el mismo sentido, desciende nuestra energía vital y nuestro cuerpo refleja esa bajada de energía manifestándose el pesar en dolencia de alguna o varias partes de nuestro cuerpo.

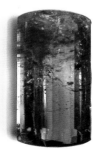

En estos casos, principalmente, es donde la turmalina bicolor se puede convertir en nuestra aliada del reino cristalino por una larga e intensa temporada: la de volver a nuestro centro energético. Ésta es la cualidad principal de este maravilloso mineral, ayudarnos a centrar de nuevo dentro del movimiento en el que nos podemos encontrar.

Las heridas del corazón no son eternas y, aunque hayamos perdido la esperanza y la confianza en amar y en el amor, el verde de la verdad de la turmalina bicolor va reparando con su energía amorosa y armonizadora constante, a la vez que la radiación de su contraparte rosada armoniza y cierra las posibles heridas energéticas. Lleva su tiempo, sí, ningún mineral hace milagros y la energía de los minerales de sanación armoniza y hace efecto en la medida en que nosotras ponemos de nuestra parte la esperanza y la confianza de que así lo merecemos; entonces, todo vuelve a fluir y nos centramos, nos amamos a nosotras mismas, de nuevo retomamos nuestro poder y no esperamos ni necesitamos que venga nadie a rescatarnos; por el contrario, nos llenamos con nuestra propia esencia de luz y recuperamos la capacidad de tener algo que ofrecer: la maravilla de sentirnos completas es ser femeninas y amorosas. Y sentimos de nuevo la vitalidad en nuestro cuerpo y ya nada nos duele y emprendemos nuevamente los proyectos y renovamos relaciones de amistad, si es necesario, o ponemos límites a personas o circunstancias que no nos convienen para nuestro mayor bien,

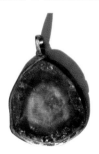

pues su longitud de onda sale de nuestra órbita y entonces, sólo entonces, nos damos cuenta de que la turmalina bicolor ya ha hecho su trabajo y nuestro cuerpo está lleno de vitalidad, las pequeñas o medianas dolencias se esfumaron y podemos permitirnos dejar descansar a la turmalina bicolor o seguir llevándola puesta en forma de colgante tan sólo porque queremos sentir su fuerza y belleza.

Para la mente

La forma de crecimiento de las turmalinas bicolor permite que la energía de luz circule a gran velocidad, lo que hace que en su desarrollo y formación, el contorno de su cuerpo sea estriado. Esta capacidad la conservarán siempre y será, además de la belleza de su color, la cualidad más significativa que la distingue de otros minerales. Las estrías seguirán permitiendo que la velocidad y la fuerza de la energía lumínica pueda ayudarnos a salir de estados de pensamiento limitadores, de desesperanza, desánimo, apatía y tristeza. El hecho de que nuestro nivel de autoestima sea óptimo depende casi exclusivamente de la calidad de pensamientos que tengamos y mantengamos en la mente. Después de un desengaño amoroso o ruptura, los pensamientos pueden llegar a ser nuestros peores enemigos: reproches, tortura

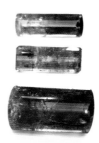

mental, indefensión... se van configurando en la mente buscando una salida al laberinto que sólo vive en nuestros pensamientos. Si te sientes así, trata de adquirir una turmalina bicolor y realiza el siguiente tratamiento reparador.

Procedimiento: lo ideal sería que pudieras adquirir tres turmalinas bicolor, ya sea en estado natural o bien talladas en calidad de gema o en corte de las llamadas turmalina corazón de sandía para poder colocártelas de la siguiente manera: todos los días (hasta que tu pensamiento vuelva a ser positivo, creativo y poderoso) encuentra cinco minutos de relax para poder tumbarte cómodamente y colócate una turmalina bicolor sobre tu chakra corazón, otra sobre tu garganta y la tercera sobre tu frente. Trata de no pensar en nada: sólo imagina, visualiza o siente su color verde-rosado. Pasados unos días te sentirás diferente, más optimista y, de nuevo, la sonrisa iluminará tu semblante.

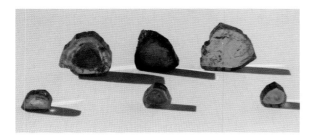

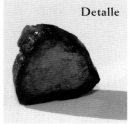

Detalle

Para el alma

Las heridas sentimentales pueden llegar a dañar el entramado áurico del campo bioenergético del plexo cardíaco hasta el punto de sentir desamparo y desconexión de la guía interior, el yo superior o incluso del alma. En

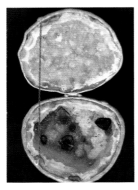

estos casos, la turmalina bicolor hará su trabajo como reparador áurico si nos permitimos entrar en su sintonía de la siguiente manera: adquiere una turmalina bicolor de tamaño mediano-grande y sitúala cerca de ti (sobre la mesa de trabajo o entre tus manos cuando estés descansando, te dispongas a dormir o simplemente a leer o relajarte unos minutos). Lleva sobre la zona de tu corazón de manera permanente y por una larga temporada, una turmalina corazón de sandía.

Coloca una turmalina bicolor, con calidad de gema, dentro de una jarra de agua mineral cada noche y, por la mañana, vierte esta agua en una botella para ir bebiéndola a lo largo del día. Por la noche repite esta misma operación y sigue bebiendo el agua con la sintonía vibracional de la turmalina bicolor. A los pocos días sentirás una fuerza renovada que te inspirará y te permitirá confiar en que estás siendo guiada, consolada y reconfortada y que el dolor de la experiencia vivida está pasando con mayor facilidad. Si puedes encontrar un collar realizado con turmalinas de colores, será una buenísima inversión porque, además de belleza, te aportará una vibración de alegría constante.

El servicio energético que nos ofrecen nuestras turmalinas bicolores necesita ser recargado con frecuencia: puedes limpiarlas con agua con sal y también puedes cubrirlas con pétalos de flores, pero, sobre todo, lo que más rápido y mejor recarga le producirá será el hecho de que puedas disponer de una geoda de tamaño mediano o grande (las dos partes de la misma) para poder introducir ahí tus turmalinas durante unas horas cada

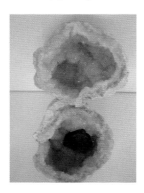

vez que lo consideres necesario. Las geodas contienen un campo de fuerza unificado al estar los minúsculos cristales interiores orientados hacia todas las direcciones, sobre todo cuando unes las dos partes mientras están dentro las turmalinas que vas a energetizar. Puedes optar por una geoda preparada para tal fin (como la que muestra la fotografía superior) o puedes adquirir una geoda de las procedentes de Marruecos (como la que muestra la fotografía de la izquierda) que se caracterizan por ser muy blancas tanto en su apariencia externa como en su formación interna de diminutos cristales blancos. Un par de horas será tiempo suficiente para que tus turmalinas recuperen toda su fuerza.

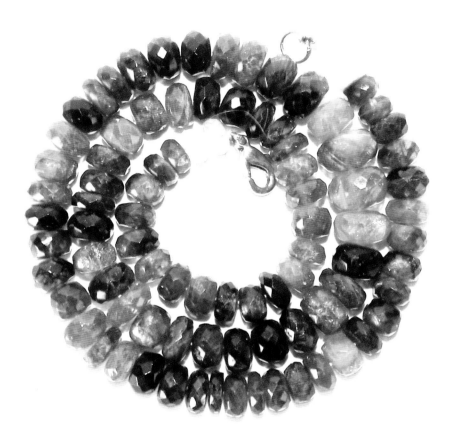

Turquesa plata

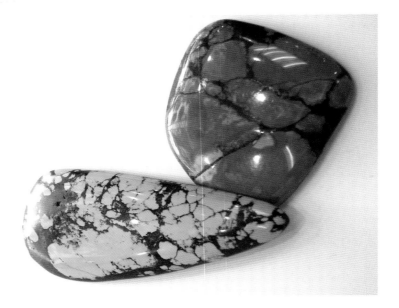

La turquesa siempre ha sido una de las piedras favoritas de las mujeres, quizá por su color azul tan especial que nos recuerda unas veces al cielo y otras al mar. Pero, como cristal de sanación, elegiremos las turquesas que conservan sus inclusiones de plata, pues la combinación energética de esta asociación mineral-metal es la más adecuada para potenciar sus cualidades energéticas en nosotras.

Para el cuerpo

La cualidad energética más importante de la turquesa con inclusiones de plata es la de potenciar nuestro lado femenino de belleza y atracción personal, ni más ni menos. Esto se debe a que su vibración, por un lado, muy material y práctica, nos ayuda a centrarnos en el rol de nuestra realidad femenina incentivando la maravilla de ser mujer. Es una piedra protectora cuya energía expande la consciencia del yo personal más allá de cualquier influencia que pudiera hacernos dudar de nuestra valía. Para las mujeres tibetanas, indias, hindúes y árabes, la turquesa ha sido y sigue siendo la piedra preferida para sus amuletos y joyas personales. Siempre se ha creído en las cualidades de prosperidad material y de buena salud física que otorga la turquesa plata. La base o matriz sobre la que crece la turquesa se llama tela de araña y coincide con la creencia de que este mineral está especializado en atraer la buena salud física y la prosperidad y abundancia materiales, además de salud, belleza y amor.

Las ancianas indias colocaban pequeñas piezas de turquesa plata sobre sus ojos para mejorar la vista cansada.

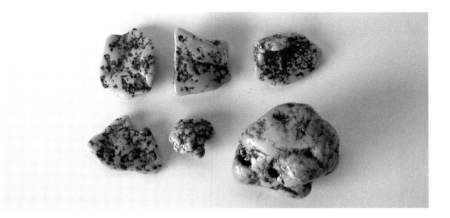

Para la mente

En etapas de cambios, rupturas, finales o comienzos, la turquesa plata aporta paz a la mente; los pensamientos se calman y las ideas vuelven a ser positivas, ordenadas y prósperas. Las mujeres hoppis siempre llevaron en su indumentaria piezas de turquesa plata para fortalecer la memoria y no perder reflejos con el paso de los años, es decir, para mantenerse jóvenes más allá de la edad o el desgaste físico que les suponía vivir en las condiciones tan extremadas donde vivían.

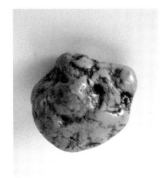

El atributo energético de la turquesa plata es potenciar la intuición. Aunque por su color es una piedra equilibradora del chakra de la garganta, si la situamos sobre nuestra frente en sesiones periódicas, advertiremos cómo la intuición se fortalece. En el caso de estar preparando exámenes u oposiciones, te irá muy bien el siguiente autotratamiento.

Procedimiento: necesitas tres piezas de turquesa plata de tamaño mediano/pequeño. Dos veces al día, mañana y tarde, encuentra 10 minutos en los que puedas dedicarte un tiempo de relax. Túmbate en el sofá o en la cama, ponte una música relajante, enciende un incienso de tu agrado y

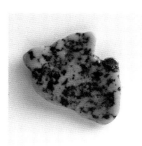

colócate una turquesa en el centro de tu frente y las otras dos sobre cada párpado cerrado. Trata de no pensar en nada, déjate llevar por la música y siente la agradable sensación que te transmite la energía de la turquesa. Pasados los diez minutos, te sentirás con renovada fuerza para seguir estudiando y, además, notarás que asimilas mejor los conocimientos y en menos tiempo.

Para el alma

Si por naturaleza te reconoces como una mujer excesivamente sensible y vulnerable, si te cuesta entender y relacionarte con las personas de tu entorno y sientes que no llegas a encajar o que las personas de tu entorno cercano no comprenden tu sensibilidad y, sobre todo, si sientes que esta realidad es demasiado intensa para ti, la turquesa plateada puede convertirse en tu piedra de compañía especial durante una larga temporada o quizá ya para siempre. Es cierto que esta realidad es dura, intensa e injusta en la mayoría de ocasiones, pero, además de haber elegido venir aquí y experimentar las cuestiones de la materia (aunque no lo recordemos), también es cierto que este planeta es una maravilla llena de personas y mujeres tan sensibles y maravillosas como tú, como yo y como miles de millones que están por todas partes: sólo tenemos que confiar y poner a funcionar la ley de afinidad. ¿Cómo? Lo primero es afianzando nuestro poder personal, nuestra seguridad en lo que no queremos y centrarnos en lo que nos hace sentir realizadas y felices; entonces, sin demasiados conflictos, irán llegando las personas adecuadas en afinidad a ti y a tus inquietudes. En este sentido, la turquesa plateada irá fortaleciendo todos los centros vitales y, especialmente, la seguridad y la confianza personal.

Procedimiento: necesitarás realizar este tratamiento con frecuencia, una o dos veces a la semana. Tienes que adquirir 12 turquesas plata de tamaño mediano-pequeño que te colocarás sobre el cuerpo en el siguiente orden: una en cada empeine de los pies, una sobre cada uno de tus chakras, una en la nuca y, las dos restantes, una en cada mano. Permanece tumbada para permitir que la energía de las turquesas fortalezca tus centros vitales, trata de no pensar en nada, déjate llevar por el aroma del incienso que hayas podido encender antes de tumbarte o por la música de relajación con la que te estés acompañando. Este tratamiento conviene que lo realices una, dos o tres veces a la semana, según sea tu estado de ánimo, y que lo prolongues todo el tiempo que tu intuición te indique hasta encontrarte fuerte y vital.

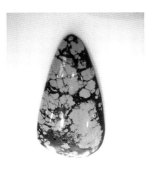

Para su limpieza, aunque es un mineral duro y resistente, no conviene que lo limpies sumergiéndolo en agua y sal, ya que en poco tiempo perdería su viveza natural... Lo ideal será preparar una infusión de salvia fría e introducirla brevemente para secarla con esmero por toda su superficie. También puedes despojarla de cualquier adherencia energética con un método muy chamánico: haciendo giros sobre ella con dos plumas, una blanca y una negra, sin llegar a tocarla físicamente, tan sólo por encima de su superficie; estos pases energéticos literalmente barrerán cualquier energía no armónica que pudiera tener la turquesa. Si notaras que pierde brillo o tonalidad, colócala unos días bajo una pirámide de papel y, en poco tiempo, estará recuperada.

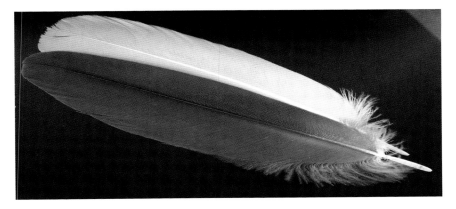

Vivianita

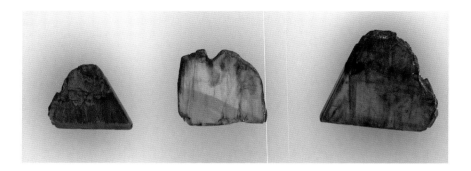

Podemos adquirir la vivianita en dos formas diferentes: laminadas (como muestran las fotografías) y en forma de varita natural alargada, generalmente de un color intensamente verde transparente y de contorno estriado. En ambos casos, su color verde intenso con algunos matices azulados, es bellísimo. Suele encontrarse donde hay hierro. Tiene un nombre muy femenino, pero, en realidad, se lo otorgó su descubridor, un mineralista ingles llamado J. C. Vivian. Es un mineral muy blando (de 1 a 2 en la escala de dureza de Mohs), por lo que lo trataremos con extremada delicadeza. La Vivianita es un mineral muy valioso, pues su forma cristalizada es escasa.

Para el cuepo

La vivianita puede variar de color, de verde profundo a una tonalidad azulada, pero sigue formando parte de los cristales de sanación del «verde de la verdad». Los ejemplares verde intenso sanan, equilibran y reparan las fugas áuricas del chakra corazón. Su vibración aporta seguridad en una misma, equilibra la autoestima y el amor propio si se ha visto dañado por experiencias de desengaños sentimentales. Su especialidad es reparar códigos celulares relacionados con la capacidad sanadora desarrollada en otras vidas y que debido a la falta de confianza en dichas capacidades has podido advertir que, aunque posees en tus manos un don muy especial tanto a nivel intuitivo como a nivel de capacidad sanadora, te sientas incapaz o sin demasiada confianza en que eso es cierto. Lo ideal sería que adquirieses una vivianita de color verde y otra de color azulado y que te pudieras realizar sesiones de cristaloterapia.

Procedimiento: una vez al día, durante 3 semanas, tiéndete relajadamente y coloca la vivianita verde sobre la zona de tu corazón y una vivianita azulada sobre la zona de tu garganta. Permanece con el cuerpo y la mente relajados, tratando de no pensar en nada. A los pocos días sentirás una vitalidad renovada. Es muy aconsejable que desde el primer día lleves un diario donde poder anotar las sensaciones que vayas experimentando para poder valorar por ti misma el estado de mejoría que vas a ir experimentando.

Para la mente

Si estás preocupada por alguien a quien estimas y que se encuentra mal de salud o pasando un momento anímico delicado, la vivianita te ayudará a liberarte de la preocupación sustituyéndola por ocupación: necesitarás una fotografía de la persona por la que te sientes preocupada, a poder ser de cuerpo entero, para poder situar una o más vivianitas en la zona de su pecho y de su entrecejo. Esta imposición transmitirá, vía psíquica, la energía de reparación áurica que le ayudará energéticamente a recuperarse y a encontrar de nuevo el equilibrio que está necesitando.

Otra aplicación que se le puede dar a la vivianita es la de amplificadora de lenguaje de símbolos, especialmente de los denominados de geometría sagrada. Esto me lo explicó la persona a la que le compré los primeros ejemplares de vivianita en una tienda de minerales en el sur de Inglaterra.

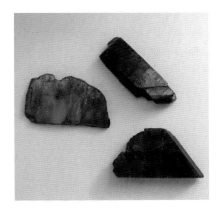

Me contó que hay personas psíquicas que utilizan la vivianita para poder comprender el lenguaje simbólico de los círculos de trigo que suelen aparecer con frecuencia en los campos de cultivo de esa zona.

Procedimiento: ten delante de tu vista el dibujo o la fotografía del circulo de trigo que te haya llamado la atención (no es necesario que lo hayas visto o fotografiado personalmente, sólo bastará con que hayas sintonizado a nivel intuitivo con alguna de las numerosas fotografías que se pueden ver actualmente en numerosos libros o a través de Internet), mientras sostienes en tu mano izquierda apoyada sobre tu corazón la vivianita. Deja que tu mente sintonice con la energía de forma del círculo de trigo y no albergues expectativas, simplemente abre tu pensamiento para poder comprender a través de tu intuición. Te sugiero que tengas a mano papel y lápiz para anotar o incluso dibujar la información no racional que pueda ir llegando a tu mente.

Para el alma

Cuando la tonalidad de la vivianita sea azulada, su vibración estimulará tu glándula pineal fortaleciendo tu capacidad de canalizar y comunicarte con los niveles sutiles de la realidad o planos del alma donde están los guías personales y el yo superior de cada una de nosotras.

Procedimiento: una vez a la semana tómate un tiempo de meditación. Enciende un incienso y una vela de tu agrado y coloca tu vivianita sobre la zona de tu entrecejo. Realiza varias respiraciones serenas y profundas con los ojos cerrados y visualiza, imagina o siente que ante ti se abre un espacio del color azulado de la vivianita. Siente que es un escenario en donde puedes penetrar sin esfuerzo; ante tu visión interna se abrirán realidades desconocidas, pero familiares, a la vez que te aportarán información sobre tus vidas paralelas y tu pasado celta.

Para su limpieza, no utilices el método de agua-sal, ya que la vivianita es un mineral de bajísima dureza y se podría malograr; la mejor manera de limpiarla será con un paño humedecido en una infusión de salvia. Para su recarga energética, coloca la vivianita de vez en cuando unas horas sobre un lecho de semillas de sésamo, tal y como muestra la fotografía.

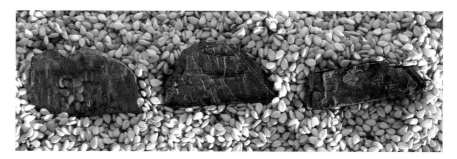

Zoisita

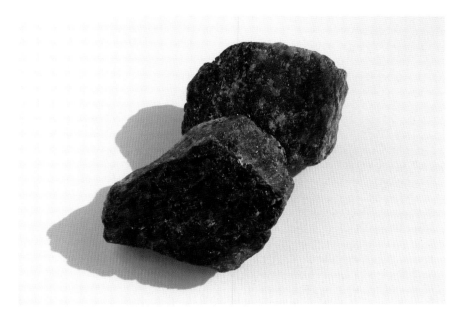

La zoisita es un silicato de calcio y aluminio con inclusiones de rubí que le otorga un aspecto regio y especial.

Para el cuerpo

La zoisita se encuentra en zonas geográficas muy distantes entre sí como la India o Australia o Madagascar y, sin embargo, desde hace cientos de años, sus atributos como piedra sanadora de afecciones del aparato respiratorio se conocían en todos estos lugares; se utilizaba para tratar a personas que padecían de los bronquios y los pulmones. Como todos los minerales verdes «oxigenan», renueva la energía pránica y ayuda a disipar bloqueos de tristeza que energéticamente son la causa de las enfermedades respiratorias. Pero, además, la zoisita puede presentar una gran superficie roja (rubí), como las que muestran las fotografías, y aportar la vibración reparadora y fortalecedora de los minerales rojos, lo que la convierte en uno de los minerales

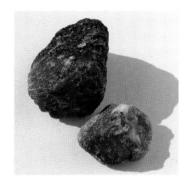

bicolores de sanación más eficaces que podemos encontrar. Físicamente, la vibración de la zoisita corrige el exceso o el defecto energético de un chakra, pero, especialmente, repara los bloqueos del chakra del corazón. La zoisita ha sido la piedra sanadora para las mujeres que trabajaban la tierra y sufrían ciática, lumbago y dolores en las articulaciones y se ha utilizado como talismán preventivo de los dolores de los huesos en general. Es un mineral poderoso.

En ocasiones, la podremos encontrar en calidad de gema: se talla la de calidad cromática verde más transparente; sin embargo, para nosotras, la más eficaz es la que combina el verde y el rojo sin pulir; incluso será conveniente que podamos tener varias piezas en canto rodado para realizar sesiones sobre el chakra del corazón en etapas o momentos de tristeza.

Para la mente

Las circunstancias que nos llevan a sentir tristeza se generan en la mente: los pensamientos reiterativos de melancolía y añoranza impiden que respiremos bien, que el prana contenido en el oxígeno no sea vitalizador y suspiramos con mucha frecuencia. La zoisita es uno de los minerales del chakra del corazón más eficaces, como hemos visto, pero, a la vez, su vibración de apertura y confianza hará posible que alejemos de nuestra mente los pensamientos de tristeza.

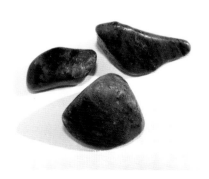

Procedimiento: necesitarás 7 zoisitas: una pieza de zoisita parecida a la que muestran las fotografías superiores, es decir que sea roja-verde. Esta zoisita la situarás sobre el corazón y a su alrededor realizarás un triangulo con tres cantos rodados de zoisita. Otro canto rodado de zoisita lo colocarás sobre tu frente y, los dos restantes, uno en cada mano. Relaja tu mente y tu cuerpo mientras estés tumbada recibiendo la vibración de la zoisita y trata de mantener la mente sin expectativas: sólo siente la vibración de este poderoso mineral y su fuerza reparadora: sobre tu pecho, un triángulo y, desde tu entrecejo a tus manos, otro triángulo. Repite esta autosesión varios días, semanas si es necesario; puedes realizarla cada día durante 15-20 minutos hasta que te sientas mucho mejor y hayas positivado tus pensamientos encontrando motivos más que suficientes para sentirte dichosa y con esperanza, fuerza y vitalidad.

Para el alma

Los indios norteamericanos y los curanderos tibetanos la utilizaban para contactar con sus guías espirituales de otras realidades y canalizar energía sanadora. Actualmente, la zoisita es uno de los minerales preferidos por las mujeres a las que nos une una especial afinidad con la realidad angélica. Su correspondencia es con los ángeles Rafael y Uriel (sanación y suministro). En los curso de contacto angélico que imparto desde hace más de 18 años, esta piedra ha facilitado la visualización, sentimiento y conexión con sus ángeles afines a muchas personas a las que les costaba sentir el vínculo angélico, tenían dudas, temor o falta de confianza en ellas mismas.

Si observas de cerca una zoisita verás que, además de verde y rojo, está presente otra tonalidad, la negra, en la mayoría de piezas de zoisita. Por lo que, además, esta característica permite que la zoisita elimine con más eficacia los posibles nudos o bloqueos del corazón, de la mente y, por tanto, de los estados de tristeza. Una de las características energéticas más conocidas de la zoisita es la de crear un escudo energético protector contra las energías de celos y envidias: su utilización se conoce como amuleto para protección contra energías de envidias y calumnias.

Para su cuidado y revitalización ener-gética, puedes limpiarla con el método de agua-sal por ser un mineral de gran resis-tencia y dureza; sin embargo, la sal puede ir haciéndole perder su brillo, por lo que será más conveniente sumergirla en agua mineral, a la que añadirás una infusión fría de salvia; con unos minutos será suficiente. Puedes co-locarla unas horas debajo de una pirámide de papel para su revitalización.

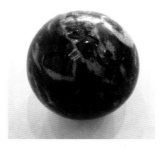

Información adicional

Lecturas recomendadas

CALLEJO, Jesús: *Hadas*, Edaf.
CHOA KOK SUI: *Curación pránica*, Editorial Kier.
HUBERT, Henri: *Los celtas* Editorial Círculo-latino.
LAZARIS: *El viaje sagrado*, Enlaceditorial.
LLINARES, Nina: *Cristales de sanación*, Madrid, Edaf, 2006.
___ : *Cuarzos maestros*, Madrid, Edaf, 2006.
___ : *Masaje atlante*, Madrid, Edaf, 2002.
___ : *Masaje áurico con plumas de poder*, Editorial Longseller.
MEREJKOVSKY, Dimitri: *Atlántida-europa*, Editorial Humanitas
RAPHAELL, Katerina: *La iluminación por los cristales*, Editorial Neo persons.
SCOTT, W. Wlliot: *Lemuria*, Editorial Humanitas.
___ : *Atlántida*, Editorial Humanitas.
YWAHOO, Dhyani: *Voces de nuestros antepasados. Enseñanzas del pueblo cheroqui*, Madrid, Gaia, 2000.

Música recomendada

AEOLIAN: *Angel love for children.*
BERNHARDT, Patrick: *Atlantis angelis.*
CARRANDEL, Salvador: *Naturaleza mágica.*
HALPERN, Stephen: *Cristal suite.*
OLDFIELD, Terry: *Ilumination.*

ROWLAND, Mike: *Angel delight.*
WALCOTT, Cristopher: *Whispers on tehe wind.*
____ : *The dream of angels.*
____ : *The angel of love.*

Direcciones de interés

NATURA KUCERA
Comte d'Urgell, 171
Barcelona – España
Importador de minerales
Venta mayor y público en general

ROBERTO CALLADO
c/ Valencia, 356 (Centro Armonía)
Barcelona - España
Venta público y mayor de cuarzos maestros
Minerales de México: Obsidiana y Onix

NATURALEZA DO BRAZIL
Marcio Simôes
(0034) 628 874 076
Madrid – España
Importador de minerales. Ferias de minerales

ALBERTO ALENBIERRE
(0034) 615 858 322
Tudela – Navarra – España
Expositor Ferias minerales
Venta mayor y público en general

THE CRYSTAL MAN
7 Northload Street
Glastonbury
BA6 9JJ Somerset - Reino Unido
Venta de piedras y minerales

212

Otros libros de la autora

El Sonido Sagrado de los Cuencos Tibetanos, Editorial Terapion (España) Editorial Sol Rojo (Argentina)

Rayo Violeta (Novela), Editorial E. Atlante (España)

Mujeres que tejían alfombras voladoras (Novela), Editorial E. Atlante (España)

Afirmaciones prácticas de poder, Editorial E. Atlante (España)

Índigo la nueva frecuencia, Editorial Eterika (México)

Índigo la nueva frecuencia, Editorial Sol Rojo (Argentina)

Masaje atlante, Edaf (España, México, Argentina)

Almas gemelas, Edaf (España, México, Argentina)

Cristales de sanación, Edaf (España, México, Argentina)

Niños índigo y cristal, Editorial Kier (Argentina)

Sonido transformador, Ediciones Obelisco (España, Argentina)

La técnica MAP, Editorial Longseller (Argentina)

La consciencia crística, Editorial Logseller (Argentina)

Cuarzos maestros, Edaf (España, México, Argentina)

Manual de aplicación de los cuencos tibetanos, Ediciones Obelisco (España, Argentina)

Índice temático

Vidas pasadas
Vitalidad

Apofilita, 44
Baño de luz
Chakra corona
Energía de forma
Guía interior
Hemisferio derecho
Memoria celular
Orientación
Rombo
Rosas blancas
Sacerdotisas
Superación

Aqua aura, 48
Alquimia
Ángeles
Atractivo físico
Digestión
Diosa
Estabilidad
Guías personales
Intuición
Renovación
Reparación áurica
Seguridad
Todos los chakras
Tranquilidad
Vitalidad
Vulnerabilidad

Aragonito, 52
Acción
Clarificación
Entusiasmo
Fuerza
Movimiento
Organización

Astrofilita, 55
Calma
Cambios
Chakra de las manos

Confianza
Interiorización
Seguridad
Serenidad
Silencio interior
Sosiego
Tranquilidad

Atlantisita, 57
Amor
Añoranza
Archivo de memoria
Atlántida
Bienestar
Chakra corazón
Confianza
Esperanza
Fuerza interior
Medicina del alma
Rencor
Serenidad

Chaorita y sugilita, 60
Alquimia
Cáncer
Diagnóstico grave
Fuerza interior
Fuerza transmutadora
Ley de oportunidad
Liberación
Medicina preventiva
Memoria celular
Misericordia
Poder interior
Sida
Sincronicidad
Sistema linfático
Todos los chakras
Transmutación
Tumor

Citrino alma, 66
Alegría
Asimilación
Autoestima

Chakra del
plexo solar
Compromiso
Confianza
Culpa
Digestión
Esperanza
Inseguridad
Liberación
Merecimiento
Metas
Poder personal
Profesión
Proyectos
Realización
Riñones
Valor
Vocación

Cobaltocalcita, 70
Ayuda espiritual
Calmante
Chakra corazón
Chakra umbilical
Cicatrices
Equilibrio emocional
Estimulante
Kwan-yin
Madre
Merecimiento
Misericordia
Preocupaciones
Profesión
Vocación

Cuarzo cactus, 75
Bienestar
Hadas
Independencia
Lemuria
Libertad
Optimismo
Relax
Todos los chakras
Vitalidad

Índice